癒しのちから

秘伝
龍家医療気功
基礎編

龍家濶功
宗師
青柳岳揚

元就出版社

龍家濶功講座Ⅰ
経脈励起精華・心伝循経発励法

はじめに

科学とは、目で捉えることのできないものを見えるようにする。そこに確かにあるが、目にすることのできない、だからその存在を証明しようとする方法の一つです。

人のこころは、目で見ることはできません。そのこころというものの不思議を解き明かそうと、大脳生理学や量子力学といった方面から様々なアプローチがなされています。しかし、仮に証明されたとしても、そんな話は夢の話、単なる空想でしかないと考える人も多いことでしょう。

原子レベル以下での存在や実に奇妙な電子の振る舞いなどは、私たちの日常生活あるいは、私たちの知覚や感情とは何の関係もないように思われます。多くの人々にとって、物理学などの世界は別世界のことなのです。人の「意識」や「気」のように、その実態がすべて明らかになっていないものについては、物質的な発想法では理解することは難しいでしょう。

そこに確かにあるのに証明することができない。分からないということでもなく、不確かなと言い換えてもよいでしょう。逆に、人間あるいは人のこころというものが魅力的なのは、この半分しか分からないという状態だからなのではないでしょうか。

癒しブームといわれ、いかに話題を集めているとはいっても、本当に体験している人は少ないでしょう。近年の流行では、都会を離れ自然の中に浸ることで得られる「リラクゼーションによる癒し」がもてはやされていますが、気功もそれらと同様に自然と向き合い、自分と向き合うための役目を果たすものであると考えてください。

要するに手段はどうであれ、それがあなたにとって心身の調和、自己の統一を実現できる最適な方法であればいいのです。気功を学ぶということは、修練を重ねていく過程で自分の内面を知り、精神力を養い、あなたが願う理想的な姿を実現するための一つの方策なのです。

龍家《りゅうか》医療気功を実践するにあたり、この「気」というものを始めに理解し、潜在意識に納得させることがとても大切な作業となります。このことは、こころの中にしっかりと気というものの概念を意識するということです。そして、「意識なくして、意念なし」という言葉によって代表されるように、気は意識によって流れが生じ、意念によって方向性が生じるのです。つまり、気は意識と意念によってコントロールされるものなのです。

しかし、この気というものについては人それぞれの捉え方があり、その解釈の仕方は千差万別です。岩波書店の広辞苑では、

『「気・き」＝1天地を満たし、宇宙を構成する基本と考えられるもの。また、その動き。①風雨・寒暑などの自然現象。②十五日間を一期とする呼び方。③万物が生ずる根元。2生命の原動力となる勢い。3心の動き・状態・働きを包括的に表す語。4はっきりとは見えなく

ても、その場を包み、その場に漂うと感ぜられるもの。①空気。大気。②水蒸気などのように空中にたつもの。け。③あたりにみなぎる感じ。④呼吸。いきづかい。5その物本来の性質を形作るような要素。特有の香や味。け』

などと記されています。

これから取り上げようとしている「気」と、私たちが昔から何げなく使っている「気」とは必ずしも一致しません。しかし、極めて近いものであり、東洋思想からきた「気」のつく言葉とほぼ同じ意味です。

日本語の中には、「気」のつく言葉が「気が利く」「気のよい」「気さくな」や「気心の知れた」など、意外に多く使われていることに気づきます。この気の意味は「精神・意志・気持ち」など掴みどころのない、精神活動を表すものです。また、熟語にも「電気」「空気」「湿気」「天気」など、多くの気という言葉が日常的に使われています。私たちは今、文明社会という明治以来の科学的な教育のお蔭で、思考の末端まで西洋近代科学の発想を身につけてしまいました。エネルギーや電気、磁気といった言葉は素直に理解できるが、意識や意念でコントロールする気の存在は、なかなか理解し難いのです。

この文明社会の中で、知らず知らずのうちに身についてしまった現代流の常識から解放され、ハツラツとした人生を送るための一つの方法として、気の存在を実感していただけるように、ここに紹介します。

癒しのちから　目次

龍家漓功講座Ⅰ　経脈励起精華・心伝循経発励法

龍家漓功講座II　経脈励起精華・神光昇華発励法

序　章――アクティブタッチ・ゲートコントロール

アクティブタッチ・ゲートコントロールは実践自力健康法と訳されます。

中国においても健康志向ブームで、健身球もその一つとして取り上げられています。「ここ数年、国内外の学者は、よく指を動かすことにより脳細胞が刺激され、脳の活性化に繋がるという説を発表している。大脳を刺激するには指を動かすことがよい。効果が上がらない学習や暗記よりも、効率よく指を動かす方がよい。効果的な指の運動とは、

（1）なるべく両手を同時に使う。

（2）指が敏捷《びんしょう》に動くようにトレーニングする。

（3）皮膚の敏感性を保つ。皮膚の感覚が鈍ることは脳の中枢が鈍っていることを意味し、冷水や熱湯で指に刺激を与えるのが望ましい。

（4）指に多様な運動をさせること。

『健身球』などで指の運動をするのもよい方法。

健身球は中国で五〇〇年という歴史をもつ健康器具。効能は中国漢方理論で『十指迎心』、『十指連心』といわれる。一〇本の指は、脳神経と体内に繋がる。特に掌の各位置に刺激を与え、血管の運動を促進する。血液の流通をよくし、たくましい筋肉をつくり、高血圧と慢性病の予防に役立つ……」（人民日報より）

健身球は中国明代（一三六八～一六四四）から伝わる健康法です。健身球制作の代表地は河北省保定市が有名で、起源は明朝にさかのぼり、保定の工芸職人がつくったと記されています。

最初は鉄の固まりでしたが、後に中空にして高低の音響板を入れるようになりました。中医学によれば一〇本の指は脳神経を始め五臓六腑につながっており、健身球を掌の上で動かして各ツボを刺激することにより血液の流れをよくし、筋肉や骨の増強、精神集中、また、高血圧や慢性病の予防効果が得られるといわれています。

健身球は日本の指圧や手技療法、リフレクソロジーなどと違い、強く押す必要はなく、柔らかく包み込むように触れることが大切です。「触れる」ということを意味しています。歴史的にみると、皮膚の接触は、私たち人間がお互いにコミュニケートするための、最も古い方法の一つです。

健身球は掌、手指の「ゲートコントロール」効果を通して、痛みを緩和する作用がありま す。健身球を掌の上で動かして各ツボを刺激する際には、皮膚の接触受容体が活性化します。受容体は知覚神経を介して脳に信号を送り、痛覚受容体よりも早く脳に信号が送られるために、痛みが抑制されることになります。

この作用は、皮膚への柔らかな刺激をすることで接触受容体を刺激し、さらに知覚神経を介することによって、脳内ホルモンであるオキシトシンが脳下垂体後葉から、分泌されます。このオキシトシンは血管内に放出され、体全体に効果を生み、鎮静化の作用を起こすのです。それにより、安心と信頼の感情が引き起こされるのです。それに伴って、いい気分になることや、不安感や恐怖感の緩和を促がすことができ、胃や腸器官機能の改善・リラクゼーション効果・安眠効果・鎮痛効果・リウマチにも効果があります。

龍家漓功《りゅうかりこう》で行なう健身球の特徴は、武術気功などの肉体の鍛錬目的で使用する石球や鉄球では得られない、軽く、柔らかなスポンジボールを用いることで、均一に柔らかく、しかもしっかり、ゆっくりとしたタッチ、同一の動きで皮膚の接触受容体を刺激し、脳下垂体からのオキシトシン分泌を促し、その結果、様々な効果を得るものです。

このオキシトシンには末梢組織で働くホルモンとしての作用、中枢神経での神経伝達物質としての作用があります。

末梢組織では主に平滑筋の収縮に関与し、分娩時の子宮収縮や乳腺の筋繊維を収縮させて乳汁分泌を促すなどの働きを持っています。このため、臨床では子宮収縮薬や陣痛促進剤として用いられています。

中枢神経では視床下部の室傍核や視索上核にあるニューロンから分泌され、下垂体後葉を始め様々な脳の部位に作用し機能を調節しているのです。

そして、オキシトシンは特に社会行動を調節する神経伝達物質として注目されるようになりました。オキシトシンをノックアウトしたマウスでは、一般的な学習・記憶能力は正常であるものの、他個体の匂いが記憶できなくなるという社会的健忘症という症状を呈することが報告されています。さらに、ヒトではオキシトシンを鼻粘膜投与されると、見ず知らずの相手に対しても信頼性を高めるなど、様々な面で広く社会行動を促進すべく作用することが分かってきました。

現在、オキシトシンの分泌調節については分かっていないことが多いのですが、室傍核や視索上核でのオキシトシン合成量が、血液中へのオキシトシン放出と関係していると考えられています。

何らかの刺激により室傍核や視索上核のニューロンからオキシトシンが分泌されると、近隣や自己細胞のオキシトシン受容体を通じて、オキシトシン合成がさらに促進されます。この合成されたオキシトシンはさらに近隣細胞を刺激し、オキシトシン合成量は飛躍的に上がります。このポジティブフィードバックにより、ある一定の量が合成されると、やがて下垂体後葉にオキシトシンが分泌されます。

末梢に放出されるオキシトシンは、神経伝達物質としてのオキシトシンと違い室傍核、視索上核のニューロンでは分泌顆粒の中で前駆体として存在します。この前駆体が視床下部から下垂体後葉へと分泌されると酵素の作用により、オキシトシンになるのです。このオキシトシンが下垂体後葉に刺激が伝わったときに血液中に放出されるのです。

龍家医療気功では、修練として健身球を用いた訓練を積極的に行なっています。これが、気功でいうところの特異効能へ繋がっているのかもしれません。

一般的に、気功とはかなりの熟練度が求められる。ましてや、施術などは特別な訓練と才能の賜物と思われている諸氏も多いことでしょう。ですが、実際は短時間のレクチャーで癒しの技術、つまりノウハウは伝授できます。万人に公開するという基本理念にのっとり、この場をお借りしその手技を紹介するとともに、読者諸氏に実践していただき、癒しの行為は特別なことではない、誰にでもすぐにできるということを実感していただきたいと願っています。

●龍家医療気功（龍家漓功）Q&A

Q1医療気功では、各講座に個別の名称がありますがその意味を教えてください。

A1まず、すべての講座名称に共通する「経脈励起精華《けいみゃくれいきせいか》」を説明します。

「経脈」は、気という生命エネルギーが体内を循環するための通り道です。「励起」は、励ますとか活性化する。「精華」は、最もよいという意味です。ですから「経脈励起精華」とは、気という生命エネルギーの体内循環を活性化するために、もっともよい方法という意味になります。

講座1で学ぶ「心伝循経発励法《しんでんじゅんけいはつれいほう》」は、「心伝」は小周天、「循経」は気という生命エネルギーの正しい流れの方向を示し、「発励法」は導く方法または発動させるという意味です。ですから「心伝循経発励法」とは小周天を発動させ、気という生命エネルギーを正しい流れへと導く方法という意味になります。

講座2で学ぶ「神光昇華発励法《しんこうしょうかはつれいほう》」は、「神光」は大周天、「昇華」は大々周天へのつながりを意味します。ですから「神光昇華発励法」とは大周天を発動させ、気という生命エネルギーの流れを大々周天へと導く方法という意味になります。

講座3で学ぶ「通身鬆静発励法《つうしんそうせいはつれいほう》」は、「通身」は全身、「鬆静」はリラックスした安静な状態を意味します。ですから「通身鬆静発励法」とは生命エネルギーの正しい運用法による精神と肉体のリラックスにより大々周天を発動させ、気という生命エネルギーを宇宙との統一へと導く方法という意味になります。

講座4で学ぶ「四宝開華発励法《しほうかいかはつれいほう》」は、「四宝」は生命全体の活動エネルギーの源泉、「開華」は守る働きを受け継ぐことを意味します。ですから「四宝開華発励法」とは生命全体の活動エネルギーの源泉を発動させ、生命活動の物質的基礎であり生理的な活動や機能を表す気という生命エネルギーの流れを守る働きを受け継ぐ方法という意味になります。

講座5で学ぶ「龍戯智泉発励法《りゅうぎちせんはつれいほう》」は、「龍戯」は励起というエネルギーの活性化した状態、「智泉」は大宇宙の波動と同歩（シンクロ）した状態を意味します。ですから「龍戯智泉発励法」とは大宇宙創造源初の波動の化身である三匹の龍が戯れながら、生命の智恵の泉へと舞い降りることで宇宙と合一し、大調和の境地に至る方法という意味になります。

講座6で学ぶ「小龍昇天発励法《しょうりゅうしょうてんはつれいほう》」は、「小龍」は手印、「昇天」は澱《おり》のようにわだかまる負のエネルギーを開放し、「発励法」は導く方法または発動させるという意味です。ですから「小龍昇天発励法」とは秘伝の手印によりクライアントの精神領域にエネルギーフィールドを発動させ、こころ、記憶、潜在意識に澱のようにわだかまる負のエネルギーを開放へと導くという意味になります。

これらすべての段階において、その技術を学び修得することにより私たち人間と自然との結びつきを知り、自己と自然との不調和を起因とする病を克服する方法を学びます。

さらに内気と外気の再構築により直接的、あるいは直線的に集合的無意識の領域へとつながることで、非日常的意識状態から霊（宇宙の真理）と融合し、統合することでこの人生の上で活用する方法を学び、その智恵を得ることを目的とします。

Q2各講座の受講者に個別の名称が与えられるそうですが。

A2各講座で講座受講に際しての修了書を交付し、受講者に個別の名称を授与します。講座1は「気功整体師」、講座2は「医学気功師」、講座3は「医学気功指導師」、講座4は「医学気功療法師」、講座5は「医学気功療術師」、講座6は「気功律師」として名称を授与します。

Q3例えば、なぜ一回の講座で気功整体師になれるのですか。

A3龍家医療気功は道教の神仙思想を基に、数千年ともいわれる長い歴史の中から生まれた中国の宇宙観や、自然観などを基本とした固有の理論に基づいたテキストを用い、理論編では波動・気・生命の関連を現代的に解説しています。

また、実践編においても施術前後の受け手のエネルギーバランスの確認方法から施術方法に至るまでの一連の手順が体系化されています。そして施術の結果、受け手の状態が施術前と比べ、どのように改善されたのかを判断する評価方法も合理的にシステム化されています。

また、この講座で学ぶ龍家医療気功は、人体に対して圧を加える、引っ張るなどの物理的操作を行なわず、気という生命エネルギーを作用させる純粋なエネルギー整体であるため、施術法もとてもシンプルで、難しいテクニックや体力を必要とせず、老若男女を問わず、誰にでもすぐに修得でき、実践できるためです。

逆に、医療気功を学ぶということで勢い込んでこられる人の中には、あまりにもシステム化、簡素化されており、予想外にシンプルなことに驚きを感じ、拍子抜けしてやる気が失せるという人も稀にいます。しかしこれこそが、秘伝たるゆえんであり、長い年月を経て研鑽され、無駄を省き、効果を追及すべく研究され尽くした先達の英知の結晶なのだといえます。

今回、龍家医療気功講座では施術法に合わせ、気功を一から勉強し気功師を志す人、すでにプロの施術家として活躍されている方々に、「施術者としての活きた手を開発する」「さらに活性化し、パワーアップする」ための修練法として、講座1では、「経脈励起精華・心伝循経発励法」「手印1」とともに、自己ヒーリング法にあたる「養生功」「按摩功」を学びます。

講座2では、「経脈励起精華・神光昇華発励法」「手印2」とともに、自己ヒーリング法にあたる「養生功」「按摩功」を学びます。

講座3では、「経脈励起精華・通身鬆静発励法」とともに、受け手の精神と肉体の関わりを知るための「あらわれ」を学びます。

講座4では、「経脈励起精華・四宝開華発励法」とともに、「シンボル」と「マントラ」を用いた同歩（シンクロ）を学びます。

講座5では「経脈励起精華・龍戯智泉発励法」とともに、「気功偏差」あるいは「クンダリーニ」と呼ばれるようなエネルギーの不調和の状態を修正するための「自己調整法」と「他者調整法」。そして「導師」として真に必要な高次元の存在との同歩（シンクロ）を学びます。

講座6では「経脈励起精華・小龍昇天発励法」とともに「トラウマ」や「記憶」と呼ばれるような精神領域の不調和の状態を修正するための「エネルギーフィールド調整法」と、陰陽二極のエネルギーを同時に発動させる手印を学びます。

このように、龍家医療気功では初歩の段階から理論および技術を段階的に系統立てて学ぶため、希望に合った技術を必要な時期に学ぶことができます（巻末に「講座概要」を一覧にまとめ掲載しています。ご参照ください）。

Q4なぜその場ですぐに、しかも短時間のうちに脊椎や骨盤、関節などのズレや歪みが矯正されたり、痛みが緩和、解消されることが自覚されるのですか。

A4龍家医療気功で学ぶ施術法では、今まで一般的な施術として行なうには難しいとされている中脈調整法というテクニックが含まれています。この龍家医療気功独自の施術法により、一般的には学ぶ機会の少なかった中脈《ちゅうみゃく》調整法《ちょうせいほう》という施術法を修得することで、安全かつ効果的な施術により、受け手の方の生命エネルギーのバランスが本来の自然な状態に復元するためです。

龍家医療気功では「ホリスティック・ヒーリング」という観点から、内的なエネルギーの不調和が顕在化したものが肉体的な不調和であると考えます。ですから内的エネルギーに調和が戻れば必然的に肉体的な問題も解消されていくのです。

Q5なぜ、相手の邪気を受けないのですか。

A5龍家医療気功においてもまったく邪気を受けないというわけではありません。邪気を受けるということは「意念」つまり、意識の使い方に問題があります。ですから、どのような施術法を学び、実行するにあたり、施術者自身が間違った意識の使い方を行なえば必然的に邪気を受けてしまいます。

龍家医療気功では、独自の指導の下、邪気を受けることのない、意念の使用法を学びます。この体系化された指導により正しい意念の使用法を修得することができ、気功やヒーリングの初心者や経験の浅い方はもとより、プロのヒーラー、気功師として活躍したいと考えている方には最適です。

また、すでに整体師や理学療法士として活躍されている、たくさんのプロの方々がこの問題から開放されています。

先にも述べましたが、龍家医療気功では「ホリスティック・ヒーリング」という立場に立って施術に取り組んでいます。各講座で学んでいく施術法は受け手の方が本来持っている

「内気」と「外気」のエネルギーの流れに働きかけることで、「気」という全体的な生命エネルギーのバランスを調和へと誘導し、内気と外気のバランスを調《ととの》えるという施術法です。

　このため、一般的な外気功のような「内気の充実」に重きを置き、その観点から直接的に施術者の「内気」を受け手に導入したり、受け手の「邪気」だけを抜くという施術法ではないため、受け手の邪気を受けることが少ないのです。

　また、龍家医療気功では外気というものについて、施術者が自身の内気を体外に導き、受け手に送るというような外気功とは異なる概念で捉えています。この外気とは一般的にオーラボディと称されているものと極めて近い「衛気」という形態として捉えています。

Q6経絡がクリーニングされるとは、どのようなことですか。

A6龍家医療気功で学ぶ施術法では独自の経脈理論を用いて、施術の起点を明確にし、より集中的に気を導き、経脈内に誘導します。そして、経脈内の気脈を整え、気の流れを回復することで、気の流れの偏りや停滞を解消するということです。

Q7なぜ、その場で効果が確認でき、しかも効果が持続するのですか。

A7龍家医療気功で学ぶ施術法では経脈に直接気を作用させ、経脈内の気脈の流れを活性化し、気脈の乱れを修復するため、その場で効果が確認できるのです。

また、活性化された気脈は本来あるべき状態に戻るため、それ自身に自浄作用・活性化作用が賦活《ふかつ》されるため、少々の気脈の乱れや滞りなどは自己修復作用により修正、修復されるため効果が持続するのです。

Q8施術中に効果を的確に把握でき、施術の目安とすることができるとは、どのようなことですか。

A8施術により活性化された気脈がその自浄・活性化作用により、問題個所（気脈の乱れや滞りのある場所）を自己認識し、自己修復する一連の作用により修正・修復される個所が局部的にシグナルを発するのです。そのシグナルを観察し目安とすることで、施術中に効果を的確に把握し施術の進行状況を確認することができるのです。この状態を龍家医療気功では「自発動功」と呼んでいます。

Q9雑誌の広告などで気功整体師や医学気功師、医療気功師という文字を見たことがありますが、同じ名前ならばすべて同じことを表わすのですか。

A9同じ気功整体師、医学気功師、医療気功師といっても内容が違います。分かりやすくいえば、流派が違うのです。この講座で学ぶ医療気功に関しては道教由来の医療気功で「龍《りゅう》家《か》」と呼ばれる流派に属します。この龍家医療気功の特徴は、龍脈《りゅうみゃく》という独特の概念の基に成り立っています。

道教には、神仙思想というものがあります。仙人といえば一般的なイメージでは「神通力を持つ」「雲や鶴に乗って空を飛ぶ」「不老不死」、あるいは「不老長寿を授ける」「龍を呼ぶ」などが代表的なイメージです。

つまり、これらは神通力（外気と内気を自在に誘導）をもって龍を呼び（宇宙創造源初の波動と同歩し中脈の調整、経脈の活性化）、不老長寿（活性化され、自浄作用が賦活された気脈が、気脈の乱れや滞りなどを自己修復作用により修正、修復することで長寿を全うする）という喩えなのです。

龍家医療気功で学ぶ中脈調整法こそが「一回の講座で気功整体師になれる」、「その場で、しかも短時間のうちに脊椎や骨盤、関節などの歪みやズレが矯正され、痛みが解消する」、「その場で効果が確認でき、しかも効果が持続する」、「施術中に効果を的確に把握でき、施術の目安となる」という理由なのです。

Q10他の療法、例えばレイキとはどう違うのですか。

A10癒しとしてのエネルギーの性質を比較すれば、大きな違いはないでしょう。

それぞれのテクニックで取り扱われるエネルギーはすべて、命の根元に関わる性質のものだからです。通常、プラーナ療法では気功療法の併用は厳禁とされ、気功療法を受けたかという確認を行ないます。しかし、龍家医療気功による施術を施した方には通常の気功療法のときに現われる反応は一切出ません。それは、施術に用いるエネルギーの性質が一般的な気功による外気療法とは異なるからなのです。

Q11外気功について教えてください。

A11一般的にいう外気功とは、気功師が自身の内気を体外に放射することをいいます。

つまり、自己鍛練により十分に内気が充実した状態に至り、初めて外気功が施せるのです。

従って、十分に内気が充実していない状態、または過度の放出により、内気の激しい消耗が起こるとされています。

Q12外気功の施術とはどのようなものですか。

A12内気が不足している人に対し、気功師が自身の内気を体外に放射し、内気を補充させる。あるいは病気の原因とされる気（邪気）を取り除くというテクニックを外気功といいます。

Q13外気功の施術にはどのような作用と効果があるのですか。

A13否定的な意見としては心理的要因、つまりプラシーボ効果であるとされます。

肯定的な意見としては外気、いわば気功師が放出するエネルギーの波動、すなわち遠赤外線や他の物理的なエネルギーの放射により人体に生物学的、あるいは生理学的な反応が起こるとされています。

Q14外気功の施術によって起こる生物学的、生理学的反応とはどのようなものですか。

A14物理的なエネルギーの作用により人体に生物学的、生理学的な反応が起こるとされています。つまり、気功師から発せられた物理的エネルギーが人体に吸収され、その結果、血液、リンパ液など体液の循環が改善され諸器官、諸臓器に栄養を送り、疲労物質などを取り除くことで滋養強壮、疾病の回復が促進されると考えられます。

Q15外気功を実施するときに特に注意することがありますか。

A15外気功に限らず、すべての施術について心理的要因、つまりプラシーボ効果が大きな役割を担っていることも事実です。ですから、施術者は受け手に対して、安心して施術を受けていただけるように、こころがけてください。

また、一般的な外気功を用いる場合、以下の点に注意してください。

①たとえすばらしいテクニックを身につけていたとしても、情緒的あるいは体力的なことなど諸処の要因から影響を受けている場合、自身が放出する外気も不安定である。

②外気を発する、つまり内気を放出するということで自身の内気が著しく消耗する。

③過剰な意念を用いない。

以上の事柄を常に念頭に置き、日常生活の中で日課として自己鍛練に励み、施術に際しては常に一定の成果が得られるように心身を鍛え、精神を安定させ、道を学び気を養い充実させ、多くの方の健康に貢献できるように頑張って修練を重ねてください。

Q16医療気功の講習ということですが、実際にはどのような感じなのでしょうか。

A16以下に、セミナー会社のホームページに掲載されていたセミナー受講者の感想文をご紹介します。この感想文はセミナー終了後に受講者の方々からお寄せいただいたものです。実名での公開を了承された方は実名で、イニシャルでの公開で掲載ご希望の方はイニシャルで掲載しています。また、氏名の敬称は略させていただきました。掲載は五〇音順です。

これで少しはセミナーの雰囲気が感じられるでしょうか。

伊藤　清（医療放射線技師・練馬区）

施術していただいていつも思うことは、体がとろけるような深いリラックス感と呼吸が深くなるということです。それからバランスがよくなるというか、立った時などの安定感が増すということです。体のエネルギーバランスが整えられ、肉体も整えられるということでしょうか。また、カルマやトラウマが解消されるというレベル6の施術を受けた時のことです。

当時、私はアパートの階下の人とちょっとしたトラブルを抱えストレスを感じていました。その時の様子をできるだけリアルに思い出し、思い浮かべて施術を受けました。

施術が終わった時、その効果をチェックするためにもう一度、その時の様子を思い浮かべようとしたのですが、トラブルの相手の人を思い浮かべられなくなっていて、驚いたのをよく覚えています。

セミナーで一緒になった人の中には長年の腰痛が治ったとか、胆石が消えてしまった人もいます。胆石が消えるということを聞いたことがなかったので印象に残っています。

施術の方法を教えていただいての感想は、施術をさせていただく方に対しての所見の取り方や、施術方法がシンプルに段階的に整理されていて覚えやすいということです。その上、効果がはっきりと分かるということです。

例えばオーラや気の流れがまったく見えず、気感もない気功初心者の私でも、レベル1の施術方法を教えていただき、施術させていただく方の脚の開き具合などで所見を取り、はっきりと目に見える形でエネルギーバランスを知り、施術させていただき、再び所見を取ると体が明らかに整えられているのです。

それから動功には健康のためのものから、気功師としての手をつくることができるものや上級レベルのものまで、やはり段階的にそろっています。さらに、気功偏差を治す方法や宇宙意識に問いかけて、その返答に気づく方法などもあります。

龍家医療気功は人間を体・心・魂の統合された存在として、さまざまなレベルで人を自他ともに癒し高めることができる、よく体系化された実用的で効果的な優れた気功法だと私は思っています。

尾崎建夫（会社員・高知市）

岳揚先生、ありがとうございました。

施術効果は一日目の実習では一〇〇パーセントに、二日目の試験の時も九〇パーセントでした。

驚くのは、施術効果が目に見えて客観的に判定できることで、その上、非常に効果的であるのに、シンプルであることです。本当に秘伝です。

施術体験をして、さらに上のレベルを受講したいと思います。

A・K（看護師・目黒区）

今年に入って、気功に関心を持ち、学ぶ場を求めていたので、とてもラッキーでした。二日間のセミナーで気功を知り、本当にそんなこともできるの？　あまりにもいい話すぎないかと思いつつ受講したのですが、先生のお話も分かりやすく、先生のいわれる通りにやることで、気が高まり、気功について学ぶのが初めての私にも二日間のセミナーで身体のゆがみを調整できるなんて感激です。

S・K（主婦・市川市）

開講間際の申し込みだったのですが、受講してとてもよっかたと思いました。自分自身へ気功の勉強を課し、また、その効果に期待したいところです。一三人という人数も多過ぎずよかったです。保健長寿功をまず少しずつ練習するつもりですが、どこか練習会をしているところがあれば教えてくだされば幸いです。

鴻山佳子（自営業・尼崎市）

セミナーの中で生徒さん同士が、お互いに医療気功を受け、また施術を行なっているときは、本当に、すごいエネルギーを感じました。

施術前に体の歪みを具体的に確認し、そして、わずか三〇分後にはエネルギーが相手に流れることにより、具体的に効果を出すことができる素晴らしさは、トータルヒーリングにとても似ていると思いました。エネルギーが流れるのも、レイキの手、トータルの手、どの手でということなく、一つの気になって流れたのだと思います。

ヒーリングの器がさらに大きくなったことに感謝しております。先生の言葉の中に「こころと体のバランス」をとても大切にされているのが印象的でした。気は「思いに反応する」

ということも、病気、元気も自分でつくっているのだと感じます。

鴻山龍三（自営業・尼崎市）

これまでレイキやトータルで学んできたことが、今回の気功にも相通ずるところがありましたので、すごく納得できました。また、私自身レイキの手になって活性化されていることが結果に結びついたのかなと思いました。帰ってから妻に医療気功を実践したところ、骨盤が動いたのにはびっくりしました。

小宮節子（会社員・墨田区）

足元からカーッと熱くなってきてエネルギーを実感することができました。また、腸などが動いている感じでとても気持ちよくまどろんでしまい、その夜は久しぶりに体が軽く気持ちよくぐっすりと床に就けました。

佐藤美華子（アロマ・セラピスト・川越市）

かなり強力な感じを受けました。

私はこの二か月くらい、自分でも信じられないほどの忙しさでしたので自覚はありませんでしたが、きっと疲れもたまっていたのでしょう。少々風邪気味であったこともあり、第一日目の夜、急に何の兆候もなく熱が出て翌朝には熱も下がり、すっきりとしていました。

たぶん好転反応的なものなのだと思います。足や体の一部に触れているだけなのに全身に振動が伝わっていく感じがし、中脈を調整するときには、体の中心にらせん状にエネルギーが通り、頭頂へ抜け、頭の中がひかり輝いていくのがとても印象に残りました。とても素晴らしい施術法だと思います。


櫻井香織（セラピスト・さくらちゃん代表・鎌倉市 http://spacesakura.hp.intoseek.co.jp/）

私は岳揚先生の許可を得て、自分のセラピーに医療気功を活用させていただいておりますが、クライアント（生徒）として、また施術者としての体験談を書かせていただきます。

最初に岳揚先生の授業で医療気功のレベル1を教えていただいたときに、その内容がとても分かりやすく、興味深いものであったので、すぐその魅力に取りつかれました。

私は、その当時はあまりエネルギーに敏感でなかったにもかかわらず、授業の実習時間に自分がクライアントとして、施術を受けたときの気持ちよさと全身がきれいになった感覚はとても素晴らしいものだと思いました。そして岳揚先生の人柄の素晴らしさとそのエネルギーの素晴らしさで、毎回授業に出るのが楽しみでした。

医療気功は、他のセラピーとも相性がよいとのことで、施術に取り入れています。私はもともとリフレクソロジーの施術者なのですが、その効果を特に実感したのは私のところに、二〇代の若い男性が私の友人と一緒にこられたときでした。彼は、代替医療系の施術の経験がまったくなく、リフレクソロジーも初めてだったのですが、運動もやり、仕事も毎日バリバリこなす一見健康そうな人だったにもかかわらず、自分の体のケアは今まで一切してこなかったがために、施術を始めた途端、私の脳裏に「こんなにひどい疲れた足の状態だと、私自身が施術で消耗してしまう」という感覚がきました。それくらい本人の一見元気な見た目とは正反対の体の状態だったのです。

そこで苦肉の策として思いついたのが、リフレクソロジーをしながら医療気功を行なう……というものでした。すると、見る見るうちに施術で消耗しそうだった私の体が元気になり、リフレクソロジー自体の施術も楽になったのです。その男性も施術中、熟睡状態でなおかつ施術後、友達が施術されている時間、一時間程度ですが、別室にて彼はそのまま休んでいました。

大げさないい方ですが、その男性は生まれてからずっと生きてきた疲れを一気にリフレクソロジーと医療気功で落とした様子で、そのまま一時間もずっと熟睡していて、帰る時間になったときも、なかなか起きることができない状態だったのです。そして私の友人とだるさを伴いつつも無事に帰った様子でした。

その後、友人にその男性の状態が大丈夫だったかと確認したところ、とても施術は気持ちよかったし、あんなにぐっすり眠れたのも初めてだったとのこと、今はまた元気ハツラツの状態であるということで、医療気功との組み合わせで施術をした効果を実感しました。

この医療気功は単独で施術を行なっても、クライアントが必要に応じて気の流れに反応し、筋肉が動いたり、内臓が動いたりと自動的にバランスのよい状態へ変化していきます。

岳揚先生が、この医療気功の本を出されるということで、多くの人々がこの医療気功の素晴らしさを知って、活用していただけることを祈っています。ありがとうございました。


清水那旺美（ヒーラー・Crystal cave 金色・水晶の洞窟代表 http://www.sakurakura.net/板橋区）

私は普段からエネルギーワークを実践しておりますが、気功に関心を持ちそれを経験できる場を求めていたところ、友人の紹介で岳揚先生に出会いました。

私は気功のほんのさわりしか解りませんけれど、同じエネルギーを扱う人としては、先生の気はとてもパワフルで安心できるものだと思います。暖かなとても気持ちのいい気が、先生の人間性を物語っています。

効果が初めて経験する人にも解りやすく、目に見えて解るところもいいですね。そして先生は、それをとても丁寧に親切にご指導くださいます。また、ぜひ勉強会に参加させていただきたいと思っています。

H・S（施術家・調布市）

私は初めて龍家医療気功と出会ったのは平成一一年頃でした。その頃の私はまだ会社員でありましたが、気というものに非常に興味をもっておりまして太極拳を始めたり、レイキを学んでおりました。そういった気の技法を学んでおりましたが、全くセンスがないのか？感覚が鈍感で気を感じられませんでした。

そんな中、この龍家医療気功と出会うことができました。最初はどのようなことをするのかと緊張しておりましたが、施術を受けると夢を見ている時のような状態になり、意識はぼんやりありながら眠っているような、起きているようなそんな感覚になりました。そのうち身体が自然と自ら動き出してきて、それがまたあまりに自然なので気持ちよくてそのまま身を任せておりました。

そしたら……、急に寝ている身体が空中に弾んだかと思うような衝撃的感覚に驚いて起きてしまいました。今までに全く感じたことのない感覚で、レイキなどでは全く感じないくらいに身体が楽になっておりました。

また自分が施術をする際にも、今まで全く鈍感で感じられなかったのが感じられるとともに、気が流れているという判定も目に見えて、青柳先生に見せていただけることで確認でき、非常に納得いく話と実際の連続でした。

その体験からたびたび学ぶ機会をいただき、現在は実際に施術家としてクライアントさんに施術させていただいております。実際の効果もレイキとは較べるもなく効果があり、クライアントさんにも、目に見えて変化が分かっていただける明確な基準もあるので、非常に学べたことに感謝しております。今の自分にとっては施術家として生きるための大きな学びと貴重な体験でした。

この出会いがあったからこそ、今こうして施術家として仕事ができていると思っております。ありごとうございました！

H・T（会社員・羽咋郡）

今回の医療気功セミナーで気功を一から学べるということで、とてもうれしく思いました。

私は、一〇年近く（二年～三年気功教室にも通っていました）気功を実践して、気感というものは、実感していましたが、医療気功の養生功は一つひとつの動きがシンプルなのに今までで以上に、ものすごい気の流れや気感を感じることができました。

今回は完全に覚えることができませんでしたが、再受講してマスターし、日々のトレーニング（ステージアップ）に取り入れたいです。

施術法に関してですが、非常にシンプルなやり方なのに、非常に大きなエネルギーを感じ驚きました。その日の夜、身体の中で気がグルグル回っているのを感じ、あっちこっちの筋肉がピクピク動いて、とても心地よい感じを受けました。

テキストに関してですが、医療気功で使われている名称は、初めて聞いたものばかりで、最初、難しい感じを受けましたが、読んでみると親切丁寧に書かれているため、非常に分かりやすいテキストです。

土居　裕（現代レイキヒーリング協会代表・芦屋市）

テキストはよくまとめられており、特に理論編は素晴らしいと思いました。波動、氣、生命の関連が分かりやすく科学的に解説されており、充分に納得できる内容でした。

実践編についても、事前確認の方法から施術法（調整法）、施術後の確認に至るまで手順がシステム化されており、意外にシンプルなのに驚きました。強力な意念の集中が必要ないこと、邪気を受ける恐れが少ないことなど、レイキとの共通性も感じられました。

秘印は素晴らしく、エネルギーの躍動が実感できました。

I・N（会社員・清水市）

二日間、有意義に過ごすことができました。ありがとうございました。今後、家族や友人に試してみたいと思います。

南雲　晃（無職・横須賀市）

極めて価値観の高いセミナーでした。以前から、気功には強い関心を持っていましたが、気功は難しいもの、相当の鍛錬が必要なものだと思っていました。しかし、今回の医療気功に挑戦してみると、確かに、底知れない奥深さは感ずるものの、凝縮されたエキスの学習と実技によって、非常にやさしく、また楽しく受講することができました。

カリキュラムは、思っていた以上に満足のいくものでした。気功理論をはじめ、保健長寿功法一二式、心伝循経発励功法一二式、按摩功法、さらには如龍捧玉と醒龍蠢動の二つの施術法など、時間の経つのも忘れてしまいました。

特に、如龍捧玉施術法における繊細でリズミカルな振動功を通して、気というものを感覚で捉えることができたことは、最大の収穫でした。

今後、これを生涯の宝として、自分のことよりも、一人でも多くの人のために活用していきたいと思っております。

南雲　晃（無職・横須賀市）

昭和六〇年、大動脈弁を人工弁に置換する心臓手術を受け、日常の生活活動が極度に制限される身体障害（1種1級）を支えてきたものは、反発的に強くなった精神力だけでした。

今回思いがけなく、本セミナーに参加できるチャンスに恵まれ、これまで高嶺の花であった気功に触れることができ、その支えは一挙に強化され、鬼に金棒になりました。しかも、医療気功という自分の身体状況にぴったりの気功であったことも、何よりうれしい限りです。

今回のセミナーでは、はっきりと気の流れを感じ取ることができました。また、潜在的な利き手が左手であったことが分かりびっくりしました。なお、秘伝の手印は、大切な宝物として大いに活用していきたいと思います。今回の手印は、実行中、特に強い気の流れを感じるのです。

今回は、末梢血液循環機能の測定では、遂に合格パターンを達成できませんでしたが、しかし、これは現在の身体状況からは、必然のこととして受けとめられます。このことで受講者の皆さんからたくさんの温かい励ましをいただき、非常にうれしく思いました。私も今後、医療気功を通じ、より多くの人に喜んでいただけるよう努力していきたいと思います。

畠山広則（柔道整復師・広島市）

上野先生がいわれました「正しいものしか残らない」「残ったものが正しいものである」のお言葉通り私にとりまして、今回の医療気功のセミナーは初めての正式な気功セミナーの受講となりました。

気功の本は何冊か拝見しておりましたが「見ると聞くとは大違い」の感が強く、初めての正式な気功セミナー受講が正しいものの、岳揚先生の医療気功でありもしたことに多大な感銘と感動を覚え、この出会いのまた、素晴らしいご縁を賜ることができましたことに深謝申し上げます。

さらに精進に努め、医療気功二の修得により、世の難病でお困りの多くの方々のお役に立つ所存でございます。

医療気功セミナー二もぜひ参加し、ご指導を賜りたき所存でございますので、よろしくお願い申し上げます。

林　隆（会社員・横浜市）

それまで感じたことのない男性的でもなく女性的でもないもので、全く強引でなくそれでいて非常に大きなエネルギーを全身に感じ、終わったときは、えもいわれぬ感動を覚えました。それ以来様々なことに「気づく」機会が増え、好転現象が起こるようになりました。

林　弓美（会社員・横浜市）

柔らかな木漏れ日に全身を包まれているような幸福感と安心感で満たされ、癒される。この素晴らしい体験を言葉にするのは難しいが、相手に同調するように穏やかに働きかけてきて、それは著名な気功師にありがちな、治してやるぞといわんばかりの高圧的なものとは及びも付かない大きなエネルギーを持っていました。

山田千恵（セラピスト・Mana.Aloha 代表・http://www.mana-aloha.com/・柏崎市）

まず、このお勉強の場があったことを感謝したいと思います。それから岳揚先生、隆先生、弓美先生、受講生の皆さんとの出会いに感謝をしたいです。ありがとうございます。

ご縁があって、医療気功を学ぶことができ、今の私に完璧なタイミングであると感じました。

自分では分かっているようでも分かっていないこと……。今の自分のこと。これから自分はどのように生きていくのか……。すべては今、始まったばかりです。リラックスして、自然に生きる私になりたいと思います。

セミナー2でも、またいろいろご教授をお願いします。


山田千恵（セラピスト・Mana.Aloha 代表・http://www.mana-aloha.com/・柏崎市）

私にとって完璧なタイミングでレベル2をお勉強させていただきました。医療気功に出会えたこと、医療気功を通して出会えた皆さまに感謝いたします。

レベル2を受講中に、レベル1のときよりさらに気感を感じるようになり、気の流れも少しずつ見える（感じる?）ようになってきました。

日常の生活に戻り、日々、医療気功をもって暮らしています。気をさらに感じ、楽しみ、喜んでいます。今あらためて、レベル1のテキストを読みましたら、「気感とはすなわち、個性であり、その方の財産であり、宝物なのです」と、ありました。ありがたい嬉しいメッセージでした。これから医療気功をもって、私を、どうやって素敵な私に変えていけるだろう。

そして、医療気功を必要とする方々、ヒーリングを欲する方々のお役に立てるようになりたいと思っております。近い将来に、またレベル3、4でお世話になります。これからも、ご教授をお願いします。

湯田　建（国家公務員・南会津郡）

足元から全身へと熱くなってきてエネルギーを実感することができました。そして、頭が少しずつ左右にゆっくり動き出して動きが大きくなり、次に上半身と下半身が同時に動き出しました。それから身体が回転していきました。自分の意識はあるんですが、身体が勝手に動いてしまってビックリしましたが、とても気持ちよく、すごく「幸せな」気持ちでした。あまりに動きが大きくなってしまって、先生に止めていただきましたが、終わったときは気分爽快でした。素晴らしい体験でした。

Q17龍家医療気功という名前をあまり目にすることがなかったのですが、どこかで講演会などは行なっているのですか。

A17サトルエネルギー学会より招聘され、当学会の分科会である月次セミナーで講演会を行ない、好評を得ました。次回開催の依頼もあり、二回目の講演も予定されています。その折に、サトルエネルギー学会会長・帯津良一先生より送られた礼状を以下にご紹介します。

平成一五年七月一六日
龍家医療気功・伝承者
青柳　岳揚　先生

サトルエネルギー学会
会長　帯津　良一

拝啓　時下いよいよご清栄のこととお喜び申し上げます。

平素はサトルエネルギー学会の活動に対して格別のご高配を賜り厚く御礼申し上げます。

さて、先般、ご多用中にもかかわらず当学会の月次セミナーにおいて、長時間にわたり貴重なご講演および熱心な実技指導を賜り厚く御礼申し上げます。

エネルギーの流れに関心を持つ方々にご好評を博した次第でございます。ご講演の主題となりました「歴史に隠された幻の実践派気功・龍家医療気功」は、心とからだの両方からアプローチでき、ホリスティック医学の面からも誠に興味深いテーマであります。

また、「気功師はきっかけを作るだけで後は自然治癒力が働いてくれる」とは誠に感銘深く、まさにヒーリングの理想を表した事象と言えるのではないでしょうか。

機会がございましたら、再度、当学会にて発表・実技指導をお願い致したく希望しております。

今後とも益々のご活躍を祈念いたします。よろしくご指導賜りますようお願い申し上げます。

まずは取り急ぎ書中をもって厚く御礼申し上げます。

敬具

第1章――理論編　地球の波動と脳波の不思議

●生命の誕生

生命は、どうしてこの地球上に誕生することができたのでしょうか。

この問いは、いまだに解けない謎です。生命発生の起源については諸説ありますが、共通するのは生命誕生の段階で何らかのエネルギーが必要であったということです。地球考古学という学問によって当時の大気や地場が研究されていますが、その結果、地球固有の地磁気エネルギーは非常に大きなものであったようです。とりわけ毎秒一〇ヘルツ前後の極低周波は強力で、大電流を誘発し、電光を発生させるほどであったといわれます。

この電磁波エネルギーこそ、生命誕生のエネルギー源だったようです。このエネルギーが原始有機分子を集め、タンパク質を形成していったのです。これは一九五三年にユーリーとミラーという二人の科学者によって行なわれた実験から得られた情報により実証された事実です。そして、これら化学物質の構造体は極低周波（約一〇ヘルツ前後）に共振するということも現在では分かっています。こうして、その後に発達していったすべての生物が、この極低周波域に感受性を示すようになるのです。

地球の上空には電離層というものが存在しますが、この電離層の観察により電離層と地上との間で、極低周波の電磁波が地球全体と共振していることが発見されています。生命を誕生させたといわれる極低周波が、いわば地球の固有振動として現在に至るまで延々と存在しているのです。

また、この地球の固有振動には五つのピークがあることも分かっています。このピークと人間の脳波周波数のピークが重なり合うことも確認されています。人間の行動の一番基本である「睡眠」と「覚醒」の境目が脳波周波数でちょうど七〜八ヘルツで地球の固有振動のＡピークに相当します。眠りが浅い睡眠ではθ波、眠りが深い熟睡ではδ波が現われます。覚醒中で、安静にしているとα波が、活動しているとβ１波、β２波が現われます。地球の固有振動つまり、地球の波動と生命の波動がこのように見事に符合しているのです。

ヒーリングでは、多くの手技が実践されています。その中でもここで特に注目したいのが「クレニオ・セイクラル・セラピー」という手法です。「クレニオ」は頭蓋骨、「セイクラル」は仙骨という意味で、直訳すれば「頭蓋・仙骨療法」となります。

この手法は一九八〇年代の中頃、米国の医師・アプレジャー博士が脳脊髄液にはリズムが

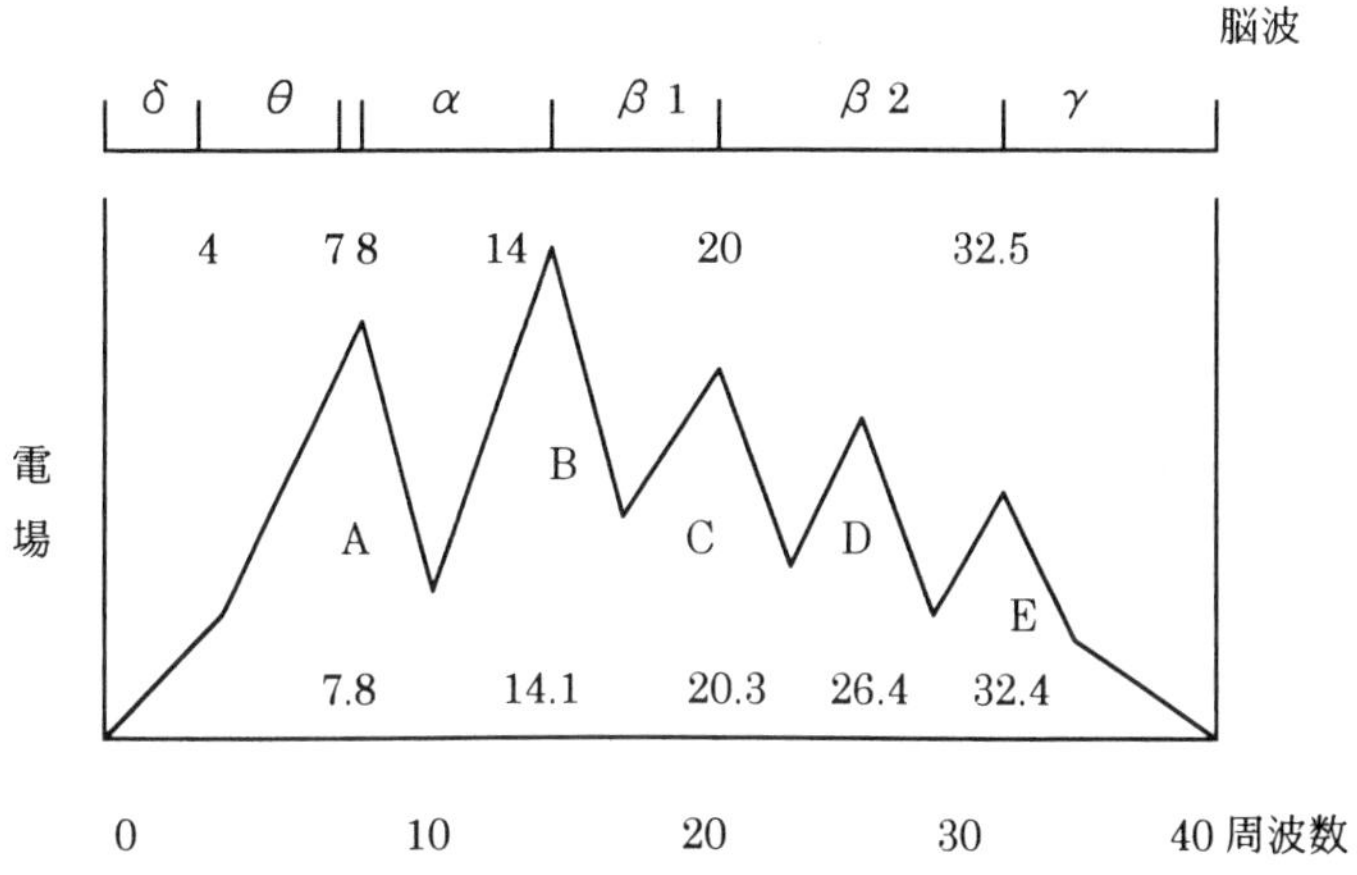

図１　地球の固有振動

あるということを発見し、それを基に療法として発展、確立させたものです。私たちの脳や脊髄は薄い膜に包まれています。この膜の内部は常に体液で満たされた状態になっていますが、実はこの体液は膜の中に密閉されているわけではありません。

この体液は、一分間に六～一二回という規則正しいリズムで膜の内側と外側を循環しているのです。そして、体のどこかにブロック（異常・障害）があると、全身のリズムの不均衡や速度の異常を生じるというのです。クレニオ・セイクラル・セラピーは、この体液の循環リズムをわずか五グラムの圧力で皮膚に触れることで感じ取り、そのリズムを正すという手法です。リズムが整うと自然治癒力がアップし、こころの問題も解決されるという理論です。

ここで大切なことは、脳脊髄液が一分間に六

〜一二回という規則正しいリズムで膜の内側と外側を循環しているという発見です。このリズムは、人間の行動の一番基本である「睡眠」と「覚醒」の境目にあたる、脳波周波数でちょうど七〜八ヘルツの地球の固有振動のＡピークの周期に同調しているということです。

人間の進化とは、まさにこのα波という刺激、脳の快楽を求める行為です。言い換えれば好奇心という感情によるものなのではないでしょうか。ある調査では、被験者に対し破壊と殺戮をテーマにしたバイオレンスムービーを見せたところ、脳波的には逆に心理的に安定なα波が顕著に表れているのが観察されていたそうです。このように人間に特異な能力、あるいは特性ともいえる「慣れ」という、同じように繰り返される刺激には反応が鈍くなり、より新しい、より強い刺激を求める行為、好奇心というこころの作用が人間が進化するための原動力となっているようです。

●気功と脳波

マスメディアで気功の実験を試みる際によくとられる方法に、気の送り手である「気功師」と受け手である「被験者」に対し、測定器により脳波を測定する方法が用いられます。

気功師が「気」を送り始めると、気功師本人の脳波にα波が顕著に現われてくるのに加え、それに同調して被験者の脳波にもα波が顕著に現われてくることはよく知られています。このとき、被験者には鮮明な意識があることも周知の事実となっています。また、このときに一つの不思議な現象が気によって引き起こされているのです。

通常、人間は睡眠中や覚醒中でも安静にしているなど精神的にリラックスしている状態にあるときにα波が顕著に現われますが、この場合近くにいる人の話し声や電車や車の騒音、あるいは小鳥のさえずりなどが聞こえてくるとこれらの音に反応し、その人が取り立てて意識しようが、しまいが、脳が活動しているという状態になりβ1波、β2波が現われてきます。それと入れ替わりに、一瞬にしてα波は消えてしまいます。

例えば、あなたが何かのパーティーに参加していたとします。あなたは今、目の前にいる人との会話を楽しんでいます。自分自身、あるいは人から見ても楽しい会話に集中しているように感じることでしょう。しかし、今までまったく気にもかけていなかった、何人もの人を隔てたところにいる人たちの会話の中に突然自分の名前が出てきたのです。びっくりしてもう自分の会話より自分の名前が登場した、その人たちの会話が気になってしまいます。こんな経験はありませんか？　この現象は、心理学的には「暗黙知」といわれる状態です。

つまり、本人は意識していなくても周囲の情報はちゃんと脳に届いているのです。この現象は動物が常に持っている自己防衛本能の現れなのです。言い換えれば「知らないのに知っている」、私たちは気がつかないだけで、脳は私たちの周りで起きていることを常に情報処理という形で整理、分類に忙しく働いているのです。

例外的には、禅などによる修行により「無我の境地」を会得した禅僧などが禅により「入心状態」、つまり深いリラックス状態にあるとき、周りで起きている事柄をすべてありのままに受け入れる、鳥の声を聞き、風の音、木々のざわめきをあるがままに聞く、このような深い瞑想状態にあるときにはα波が維持されているのです。

このような現象が報告されているもう一つの事例が、気功の施術中に見られる被験者の反応です。気の作用によりα波が導き出されている被験者に対して話かけ、なおかつその被験者がその問いかけに応じているにもかかわらず、被験者の脳波自体は深い瞑想状態にあるときのようにα波が維持されている。言葉を話す、つまり脳が活発に活動しているにもかかわらず、脳波的には深い瞑想状態が維持されているのです。この現象などは、現在の大脳生理学などでは判断が難しい現象です。

もう一つ、気功師が被験者に対し気を照射している際に現われる、被験者の代表的な変化として「自発動功」というものがあります。本来、この自発動功というものは自分自身で動功を実践し、「気を練る」ことができる状態にまで高められることにより体内の気の流れ、つまり気脈が整うと、気脈自身が気の滞っている個所に自発的に気を送り始めるということです。

この結果、体が自分の意志とは別に、勝手に自由に動き出すのです。つまり、ここまで練功が進むと次の段階では身体が気を巡らすのではなく、体内を巡る気脈自身が自分の身体で不具合がある場所を探し出し、自己修復を始めるのです。

しかし、現在中国国内では誤った気の誘導を行ない「偏差（気脈の流れを自ら歪めてしまうとか、滞らせてしまい、種々の病気を引き起こしてしまう現象で一般的には気功病として知られている）」という状態に陥ってしまうため、自発動功を用いた気功法は実践しないように指導されています。

この自発動功という現象は動功を実践している場合だけではありません。この現象が確認できるもう一つの方法こそが医療気功で実践されている「内気功」なのです。実はこの内気功こそ、医療として実践されている気功法の根本的な理論なのです。気脈の乱れを生じている人の気脈を整えることにより、その人の体内を巡る気脈自身が身体の不具合がある場所を探し出し、自己修復を始めるのです。つまり、医療気功における内気功とは、中医学が掲げる自己治癒力の活性化という目標を達成するための究極の方法論なのです。

●生命の営み

地球のあらゆるところで、生き物は常に水とともに生きています。では、私たち人間はどうでしょうか。人は、乾きに対しては実に弱い生き物なのです。人の体は約七割が水でできています。

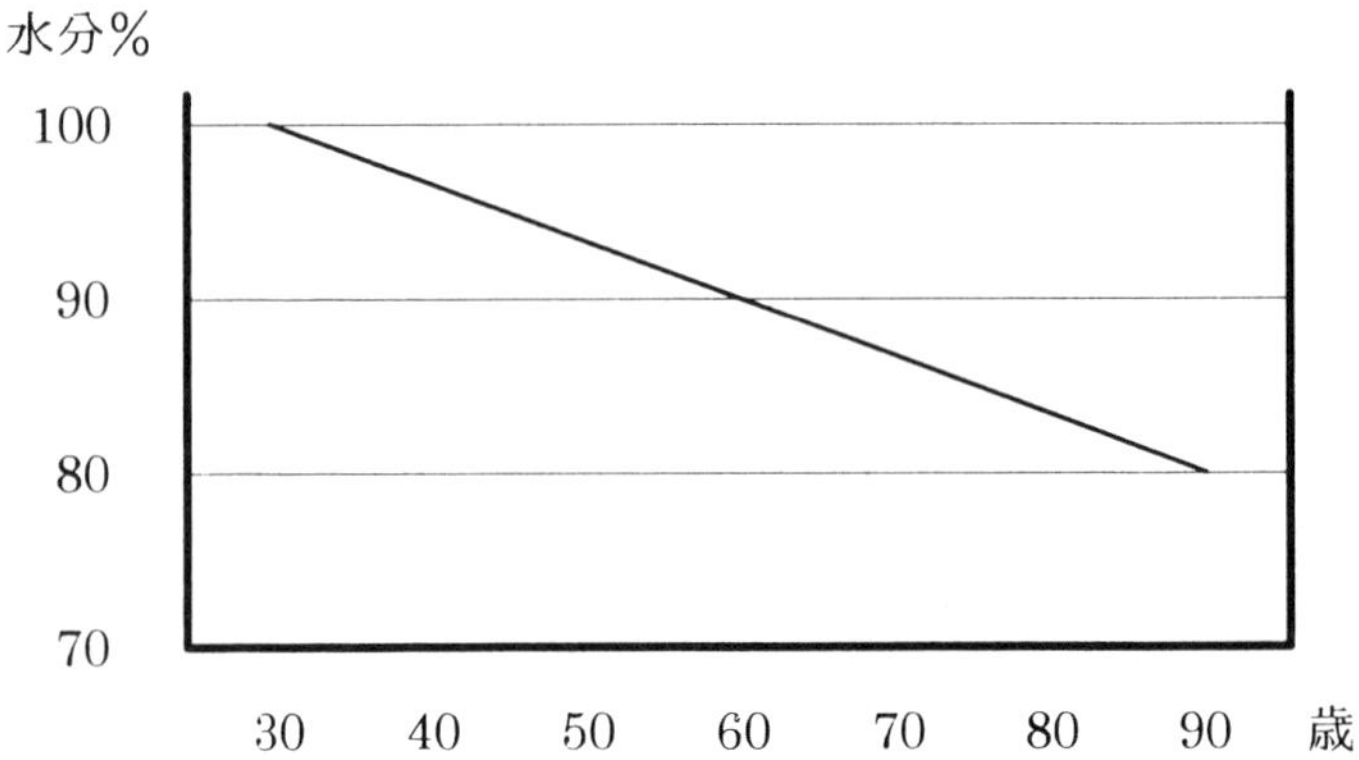

図２　人体の含水率

そして、人間は体の水分の二パーセントを失うとノドの渇きを覚え、痛みを感じ、五パーセントを失うと幻覚が起こり、一二パーセントを失うと死に至ります。実は、人が歳を取っていくということも水と深い関係があるのです。若いときは体内の水分も多く、筋肉も柔らかいのですが、歳とともに体内の水の量が減っていき、六〇歳では三〇歳のときに比べ一〇パーセントも水分が減ってしまうのです。

言い換えるならば、歳を取るということは水を失うということなのです。例えるならば、若いときはもぎたての瑞々《みずみず》しい果物です。しかし、その果物も日々乾燥しており、徐々にしなびた状態になってしまいます。

1　生命と水の不思議

●水に秘められた力

水が持つ不思議な力、その謎を解く鍵は水自身が持つ性質にあります。水滴は常にお互いに一つになろうとします。この性質が水の表面張力を生むのです。水はあらゆる物質の中で、水銀に次いで表面張力が強いのです。そして、水よりも重いものが水に浮くのは、この表面張力があるからなのです。

また、水の中に細いガラス管を入れてみると水は中に入り込み、重力に逆らってガラス管の中を昇り始めます。この現象が毛細管現象といわれるものです。実は、水の分子は水素結合手といわれる分子の手を持っています。水はお互いにこの分子の手を繋ぎ合い、引っ張り合っているのです。そして、一番端の水の分子は手を繋ぐ相手を求め、ガラス管の表面のガラス分子に手を伸ばし、ガラスの分子と次々に手を繋いでいくのです。

その結果、仲間の水の分子も一緒に引き上げられていくのです。この水の性質のお蔭で高さ四〇メートルの巨木も、その頂上へと水を運ぶことができるのです。

私たちの体もこの毛細管現象によって支えられているのです。私たちの体のうちにある、およそ全長九万キロメートルにもおよぶ血管（毛細血管が約一〇〇億本）に血液が行き渡るのもこの水の性質のお蔭なのです。さらに、水はあらゆるものを取り込む力をもっているのです。

例えば、水はわずか一リットル（一キログラム）の中にその約八倍の重さの物質を溶かし込むこともできるのです。私たちが単にコップに水を注いだとき、そのコップの中の水はそのコップのガラスをも溶かそうとしているのです。

●小さな塊の水ほど体によい

では、「水の分子はどのような構造をしていますか」

このように聞かれると、多くの人が「H_2O」と答えるのではないでしょうか。確かにそのように答えても間違いだとはいえません。しかし、実際に物理的な状態で存在している水の姿は、それほど単純ではありません。

水の分子は一分子（H_2O）では存在できず、水分子の間に電気的な力（水素結合手）が働くので、水の分子同士を結びつけてしまいます。何個か、あるいは何十個かの水の分子がくっついて大きな集団をつくっているのが、通常の水の状態なのです。この水分子の塊が「ク

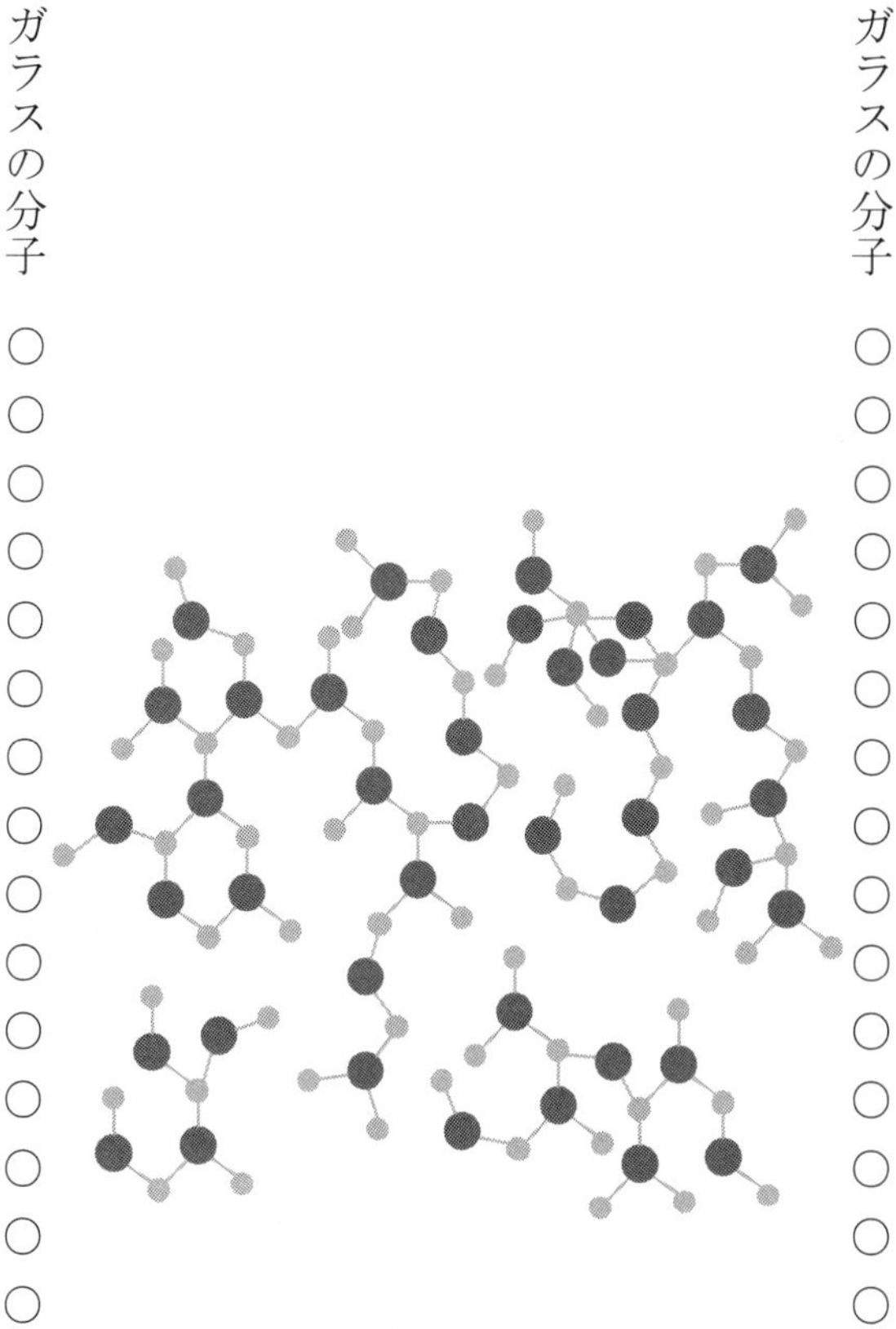

図3　分子の結合模式

ラスター」と呼ばれるものです。

このクラスターは、常に静止しているわけではありません。この集団をつくっている時間は一〇～一二秒と極めて瞬間的です。つまり水分子は目まぐるしく離合集散を繰り返しているのです。これが「水の動的構造」と呼ばれるものです。

そして、このクラスターが小さいほど、より速い運動が可能なのです。つまり、運動量が大きい水ほど、平均的クラスターは小さいということです。

興味深いことに、世界各地の長寿村と呼ばれている地方で利用されている水はクラスターが小さい傾向にあります。クラスターが小さいほど体内への吸収がよく理想的な水だといえます。実際口に含むとやわらかく感じ、スッと吸収されていくのが分かります。

また、体内への吸収がいいということは、体外への排出もいいということです。このことは、体の健康にとって非常に重要な意味を持ちます。水は究極的には、どんなものでも溶かすことができます。ですから、水は体の中に溜まっている有害な化学物質などの毒素も溶かし、その中に取り込んでいきます。

しかし、せっかく有害な毒素を溶かし込んでいてもクラスター（水分子の塊）が大きくては、体の外へ出ることは難しいのです。クラスターが小さいほど体外への排出もよく、体の中に溜まっている有害な毒素も効率よく排出されるということです。これこそが、長寿の秘密なのではないでしょうか。

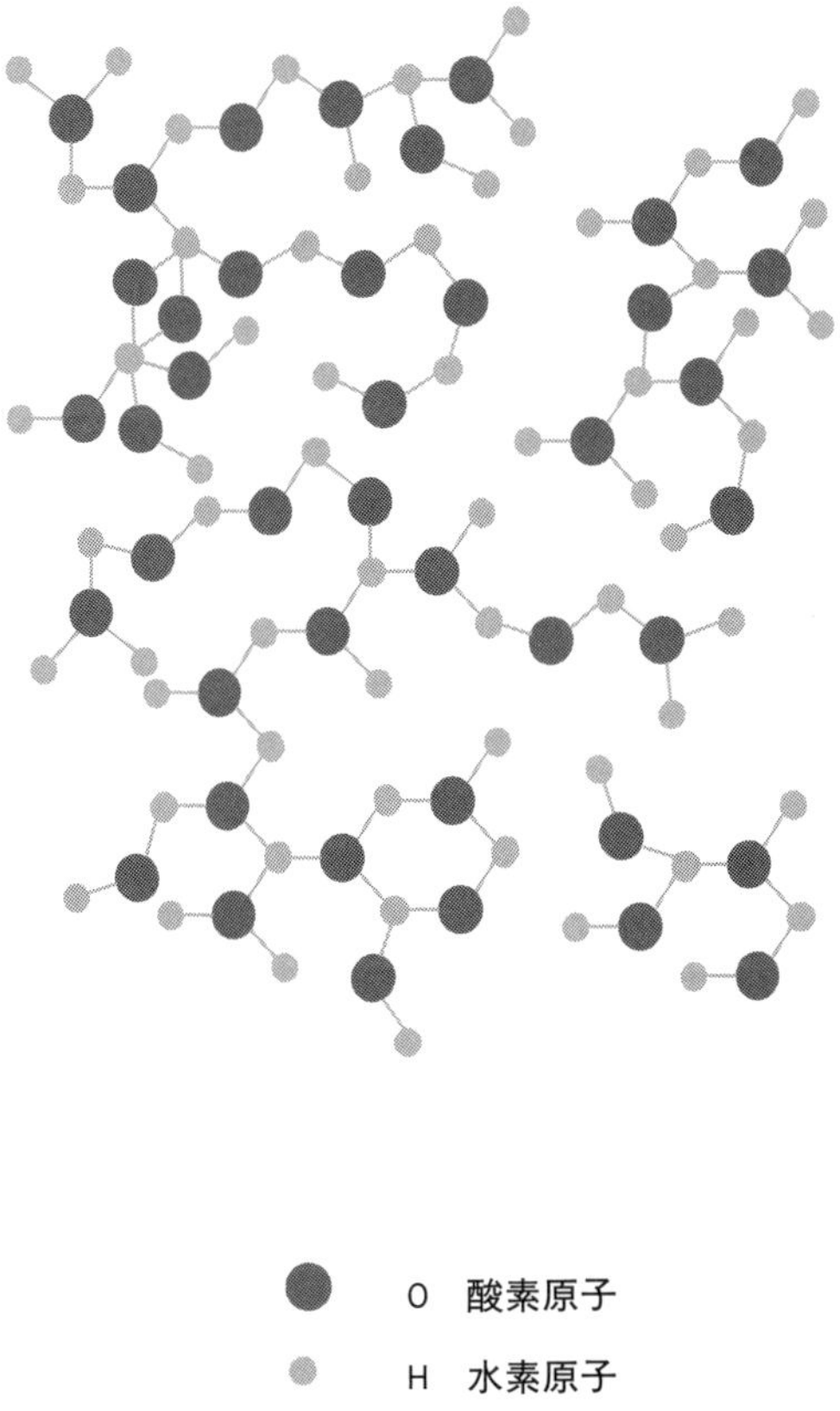

図4　水の分子

●気功師の水分子に与える影響

生命に調和した水とは、
―クラスターが小さい
―有害物質を含まない
―ミネラル類のバランスがよい
―硬度が高すぎない
―酸素と二酸化炭素が十分溶け込んでいる
―弱アルカリである
―活性酸素消去能力が高い
の七つの条件を満たす水です。人体の約七割は水です。その体内水環境が改善されれば、健康になるのも当然かもしれません。

もう一つ、水の性質について非常に興味を引かれる現象があります。それは、水分子集団は「電場」「磁場」「遠赤外線」「金属イオン」「超音波」など外部からのエネルギーを受けることで、千変万化するということです。ですから、アルカリイオン製水器で電気分解した還元水も、クラスターは小さくなっています。そして、熟達した気功師が「気」を送ると、その水分子のクラスターは小さくなることも分かっています。これが、いわゆる「気功水」と呼ばれるものの正体です。

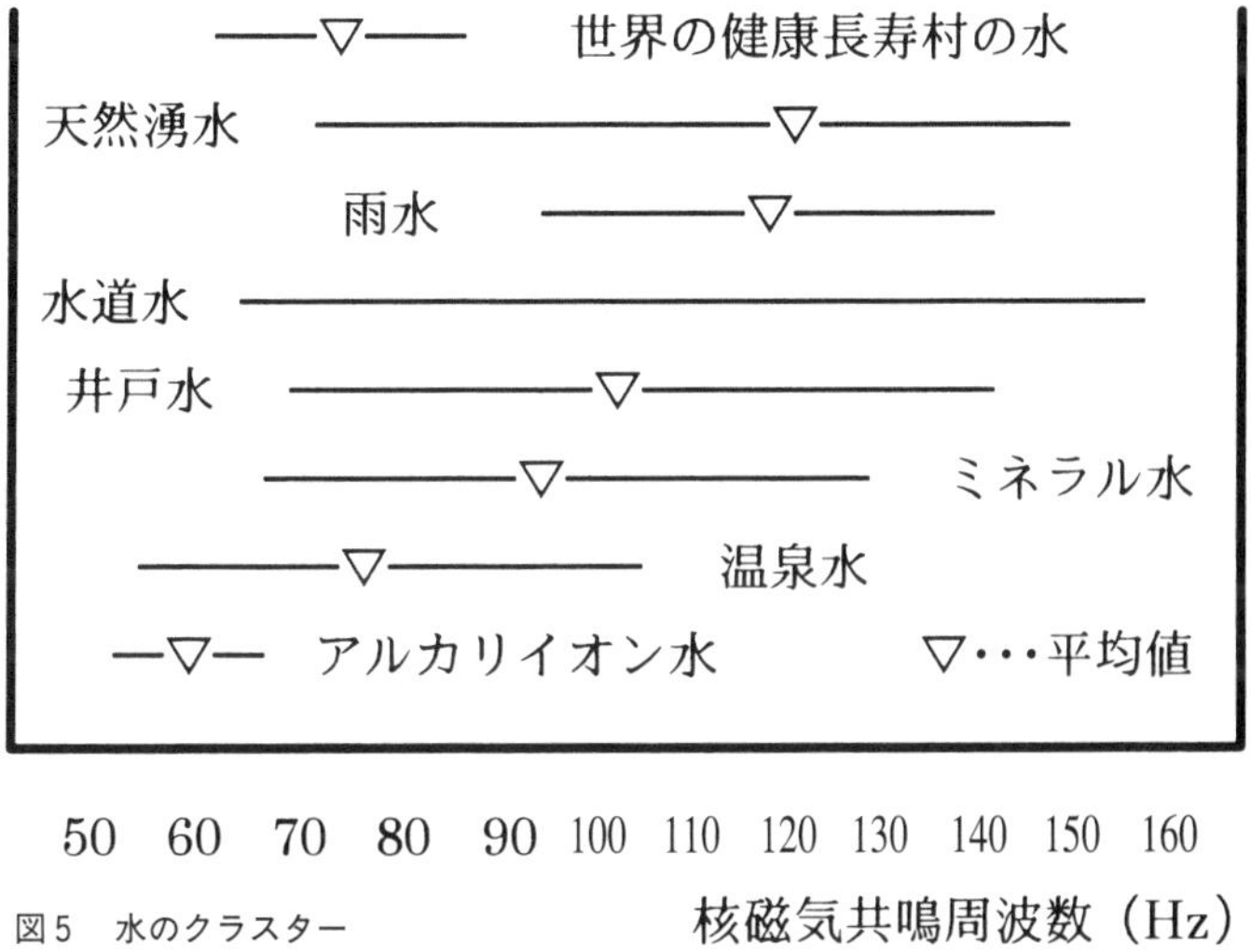

図5　水のクラスター

この現象は、気功師の掌から出ている電磁波や遠赤外線、そして極低周波などの高いエネルギーが作用していると考えられています。

2　宇宙の波動の不思議

●光という電磁波の作用

太陽光をガラスのプリズムに通すことにより、得られる虹がスペクトルです。この七色の光すべてで太陽光が構成されています。つまり私たちが日常一般的に見ることのできる光が、この七色の光です。また、この七色の光で構成されている太陽光を白色光、または可視光線と呼んでいます。

この可視光線を構成している七色のうち、

紫色の光よりも少し波長が短いものを紫外線、赤色の光よりも少し波長の長いものを赤外線と呼んでいます。

●赤外線が物質に衝突すると何が起こるのか

光は光子（フォトン）と呼ばれるエネルギーを持つ粒子、または波の状態（波動）と考えられています。また、粒子の姿をとるとき、その正確な位置が測定され、波動の姿をとるとき、その運動量を測定することができるとされています。しかし、同時に二つの値を正確に測定することはできません。常にその一方しか測定できないことから、その存在は完全に粒子でも、完全に波動でもない、波束と呼ばれる両者の混合物であるとも考えられています。

このエネルギーを持った粒子ないし波動が物質に衝突することにより、物質が光（エネルギー）を吸収し基底状態（安定状態）にある物質は励起状態（活性化状態）となります。この励起エネルギーの一部は体の中の分子に作用する振動エネルギーとして失われます。残された励起エネルギーは基底状態に戻るときに光となって物質から放出されます。

この基底状態に戻るときに物質から放出される光が蛍光、あるいは燐光（オーラ）と呼ばれるものなのです。

物質に電磁波を作用させたとき、エネルギーの大きな γ 線や χ 線では、原子の一番芯に近

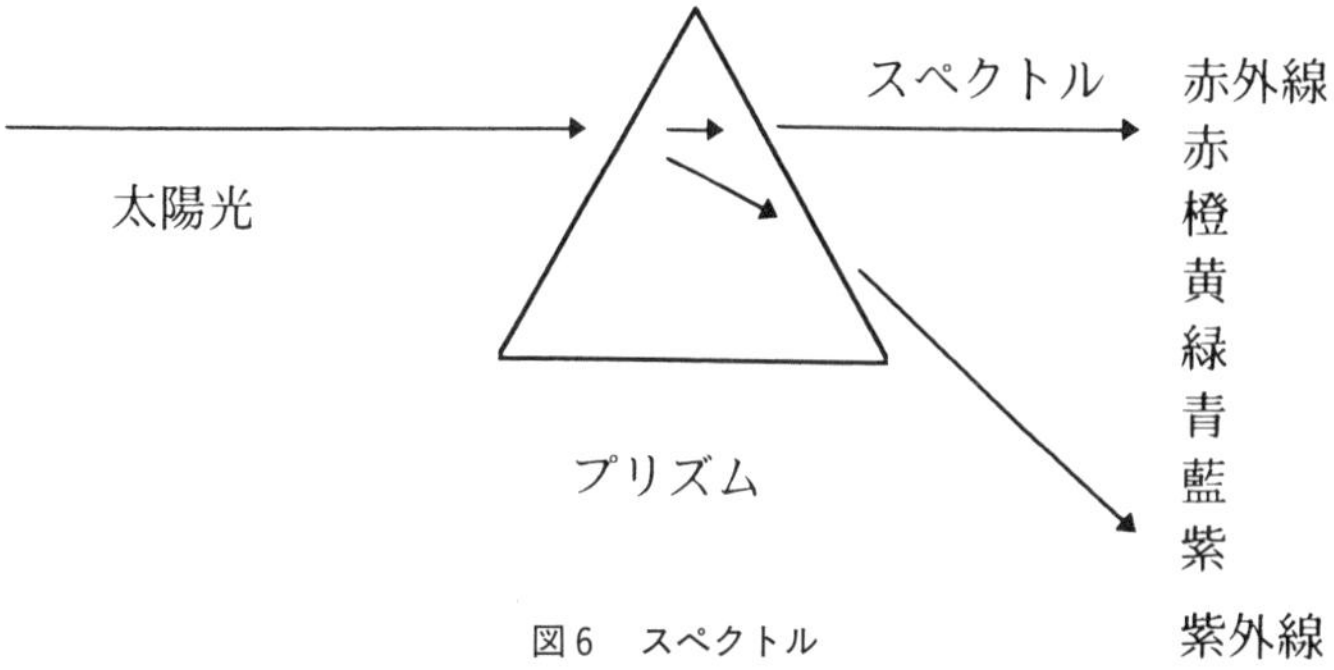

図6　スペクトル

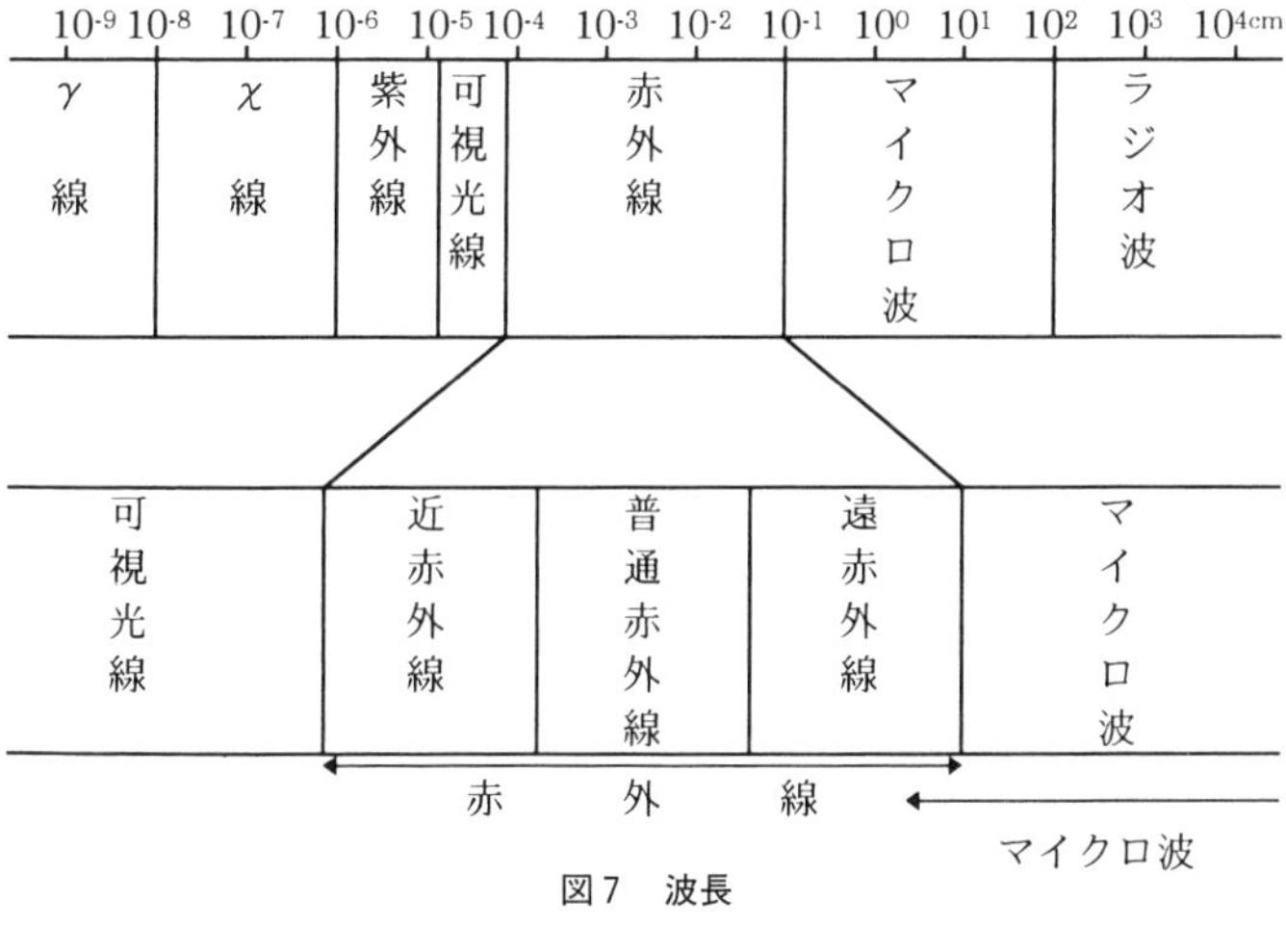

図7　波長

い電子が外に叩き出されます。少しエネルギーの小さい紫外線では、原子の外側にある電子がエネルギーを受けたり、跳ね飛ばされて吸収されます。

そしてさらにエネルギーの小さな赤外線では、もう電子を跳ね飛ばすほどのエネルギーはありません。結びついた原子と原子の結合の間隔を伸ばしたり縮めたり分子全体を回転させるのです。科学的な検知では、マイクロ波と遠赤外線の一部領域に重なり合った部分があります。

電子レンジといわないまでも、この部分のエネルギーが気功による様々な現象に関わっているという可能性も否定できません。すなわち、水の固まりともいえる人体に対して、遠赤外線あるいはマイクロ波などの高エネルギーが関与し、様々な現象が引き起こされているとも考えられるのです。

ここで重要なことは、

―水の最小単位である水分子の間には電気的な力（水素結合手）が働いている

―この水分子の塊であるクラスターは、小さいほどその運動量は大きくなる

―水の特徴的な性質である、究極的にはどのようなものであってもその内に溶かし、取り込んでしまう

という性質です。

気功師から照射される気といわれるエネルギーが水分子の間に存在する電気的な力（水素

結合手）に関与し、人間の身体に備わっている自己治癒能力という自己再生プログラムのスイッチが入ります。

または、気というエネルギーにより水分子の塊であるクラスターが小さくなり、運動能力を高められ全身をくまなく巡る。体内循環水の環境が改善されることで、身体の中に溜まっていた毒素あるいは代謝物などの排泄が難しかった体内の蓄積物（つまり身体の中ではその分子構造があまりにも大きすぎて、細胞膜孔から排泄されないで細胞内に蓄積されていたもの）の除去が可能となります。

あるいは気というエネルギーが水分子の間に働いている、ある種の電気的な力（水素結合

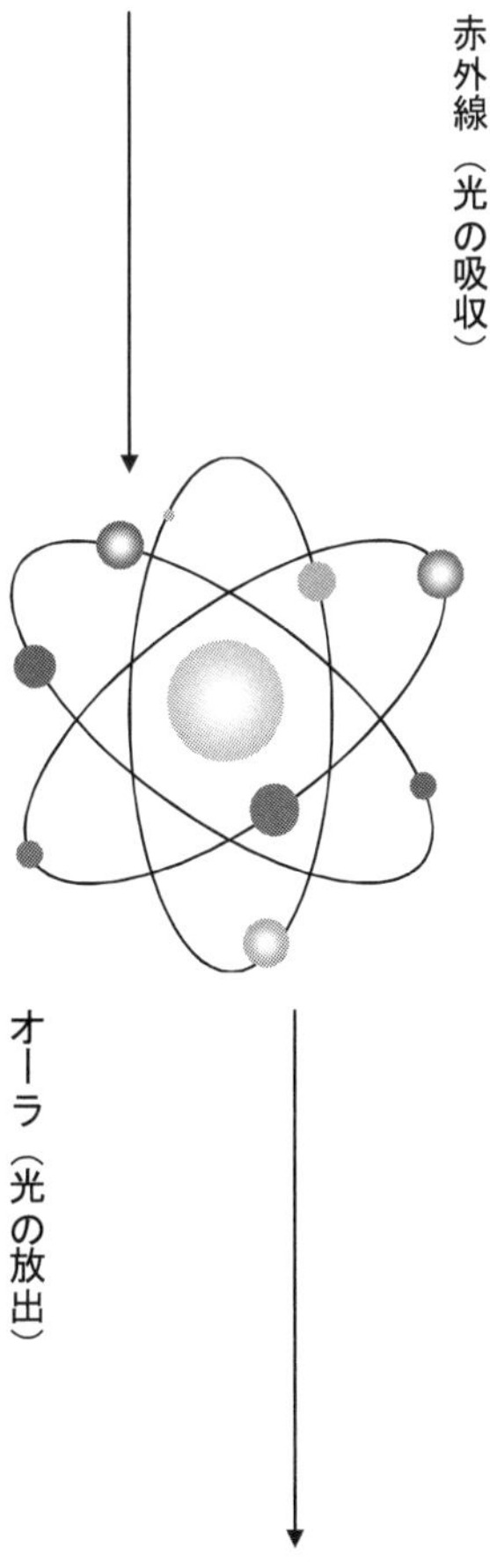

図8　オーラ

手）に対して作用し、水分子の塊であるクラスターを小さくする。つまり、癒しという意志を持ち、かつ運動能力を高められた水が全身をくまなく巡ります。

そして、この水は私たちの心身に備わっている自己治癒能力という自己再生プログラムをスタートさせ、身体に蓄積された有害物質はもとより、心身にわだかまっていたネガティブな感情や精神的なものを私たちの心身の内側から運び出し、取り除いてくれる究極のクリーナーなのではないでしょうか。さらに、このことは水がサイキックな力を溶かし込む能力があるとされるゆえんであり、心身を清めるために用いられてきた理由なのではないでしょうか。

以上のことは、現代科学で実証されている結果から導き出される推論ですが、物質に限定されず精神的なものへの水の影響、強いていえば「気」というエネルギーの作用あるいは癒しという意志の力というものの謎を解く鍵となり、人間のこころのあり場所を探る糸口となる手がかりが、ここにあるのではないでしょうか。

そして、ここで最も重要な事柄が今回ここに学ぶ、医療気功における「意識」や「意念」という概念とその用い方です。つまり、「ポジティブな意識」である「意念」が、私たちの心身に備わっている自己治癒能力という自己再生プログラムをスタートさせるスイッチを入れるための、情報を運ぶメッセンジャーだということなのです。

3　気とは生命エネルギーである

●気の性質

「気とは、生命エネルギーそのものである」というのが、東洋的な考え方です。では、気とは一体どのようなものなのでしょうか。

気功を行なう目的は「こころと体のバランスのとれたリラックスした状態」を意識的につくりだすということです。この心身ともにリラックスした状態というのは、日常生活ではなかなか体験できるものではありません。しかし、このバランスのよいリラックス状態を体感するということは、実はとても簡単なことなのです。こころと体をリラックスさせるには、二つの方法があります。

一つは、「体からこころへアプローチする」方法です。中国気功ではこれを「鬆功《しょうこう》」といい、日本では一般的に「動功」と呼ばれています。

もう一つは、「こころから体へアプローチする」方法です。こちらは「静功」と呼ばれています。この二つのバランスがとれ、深いリラックス状態になったとき、驚くほど心身に気が満ちあふれてくるのです。また、この心身に満ちあふれてくる気を「真気《しんき》」と呼んでいます。

この深いリラックスがもたらす常識を超えた力、真気こそ「生命エネルギー」そのものなのです。気功を実践することにより体感することのできる、生命の根源ともいえます。この生命の根源ともいえる気の働きには、大きな法則が二つあります。

一つ目は「気は思いに反応する」ということです。気は、あなたが思い描いたイメージに沿って作用するのです。もし、仮にあなたが気に対して固定したイメージを持っていたとしたら、今以上のものは望めません。逆に固定したイメージを持たず、その無限の可能性を信じるのならば、奇跡をも起こすことが可能です。しかし、ただイメージを描けばいいかといえば、そうもいきません。ハッキリとした目的意識を持って行なう。つまり、潜在意識に納得させることがとても大切なことなのです。

そして二つ目は「気はこころでしか測れない」ということです。確かに、気の「送り手」と「受け手」がいるのですからその存在は明らかです。しかし、一般的には気の姿形を見ることも、手にすることもできません。空気や電気、そのものを見た人はいません。ですが、その姿を見たことがなくても、私たちは日々その恩恵を受けているのは確かなことです。

現在、様々な学者が現代科学の粋《すい》を用いて気の研究を行なっています。気功師が気を照射したときの脳波を測定したり、物体（人）または、機器そのものに気を照射し変化を測定しようとするものです。

事実、気功師が気を発すると脳波や機器に明らかな反応が現れます。確かに、気の送り手と受け手に起きた変化は数値として置き換えることはできますが、それは気を「照射した結果」に過ぎず、気そのものを確定したものではありません。以上のことは、気の性質を表す重要なポイントです。

●気の種類

まず、「先天《せんてん》の気」と「後天《こうてん》の気」があります。先天の気とは、生まれながらにしてその人に備わっている気のことです。人は一生を通じて、この先天の気により活力を与えられているのです。後天の気とは、生まれた後に得ていく気です。これは、食事のような形で他のものから与えられます。

つぎに、「内気《ないき》」と「外気《がいき》」があります。自分の内側から与えられる気を内気と呼んでいます。これに対して、自分の外側から与えられる気を外気と呼んでいます。そして、「天の気」「地の気」「人の気」があります。

天の気とは天、すなわち「宇宙」より与えられる気です。地の気とは大地、すなはち「地球」より与えられる気です。人の気とは、人だけに限られたものではありません。あらゆる

「生命」より与えられる気です。

この三つの気は、それぞれが深い関わりのうちで、あるいは相互の結びつきのうちでバランスよく調和したとき、それぞれの波動が乱されることなく共鳴したときにすべてが与えられるのです。すなわち、気功を行なう目的はこの気のバランスを整え、宇宙をはじめとする「すべてのものとの調和を保ち、自然の波動の内に溶け込む」こととなのです。

●気感

先に「気は機器では測定できない」「気はこころで感じるものである」と述べました。いい方を変えれば、人間は機器には及ぶことのできない精密な感度を持つ測定装置なのです。人間は、この「気」というものを感覚で捉えることができるのです。これを「気感」と呼んでいます。

人間の皮膚の下には、一インチ（二・五四センチメートル）平方あたり六〇〇の痛覚に一二〇メートルの神経、三六の温覚に七五の圧覚、九〇〇〇の神経ターミナルがありますが、この気感と呼ばれるものを感じる感覚器官は、いまだに厳密には特定されていません。しかし、仮定ではありますが幾つかあげられています。ここでは参考までに二つほど紹介します。

一つは、「マイスネル小体」と「パチニ小体」という受容細胞と呼ばれるものです。

皮膚感覚とは触覚、痛覚、温度覚など、主に皮膚に存在する受容細胞によって受容され、体表面に生起すると知覚される感覚のことを指します。触覚や圧覚の生理的基盤としては、圧力の変化に対して応答する細胞が主たるものとして考えられています。

圧力に反応する細胞には数種類あり、順応が早い細胞は圧力がかかり続けている状態では反応しないため、圧力の変化や振動があるときにのみ反応します。マイスネル小体やパチニ小体など順応が早い細胞は圧力がかかり続けている状態では反応せず、圧力の変化や振動があるときにのみ反応します。特にパチニ小体は振動に対して敏感で、一センチ離れた刺激でさえ感じることができるのです。

気とは、すなわち波動です。ならば、これら受容細胞によって、気そのものが知覚されていることは間違いないでしょう。

二つ目は、動物の脳に関する事柄です。みなさんは「磁鉄鉱」というものをご存知でしょうか。この磁鉄鉱とは小は磁性細菌、つまりバクテリアなどの類から大は鯨など、この地球上の生物にはことごとく備わっている能力に関した物質です。

この磁鉄鉱、初めて耳にするという方も多いと思いますが、「鳥の渡り」はご存知だと思います。季節ごとに長い旅をする渡り鳥。このとき渡り鳥が目的の場所にたどり着くために利用しているのが地磁気です。つまり鳥は地球の磁場を感じ、その磁場により方位を知り自分の進む方向を知るというのです。このことは鳥の超能力として長い間、謎とされていましたが、今ではそれが脳の特定部位に分布する磁鉄鉱に起因するということが分かってきました。

不思議事の一つである「ダウジング」も、人がこの磁鉄鉱を起因とする感知能力を無意識下で利用している結果だとする意見もあります。

気功の外気による他者への反応も、気功師が磁気などのエネルギーを放出するという物理的な現象であるとすれば、マスメディアなどで「人間レントゲン」と称される気功師の特殊な能力も、気功師が他者のエネルギーバランスの状態や、内臓諸器官から発生する磁気波、つまり生命場の乱れなどを、この磁鉄鉱による共鳴反応から得られた情報を処理した結果であると考えても不思議ではありません。しかし、ここでは一般的にいわれる気感について話を進めていきます。

それでは「天・地・人」の気に対する気感について、その特徴を簡単にお話しましょう。

天の気は「涼しさ、清涼感、透明感、拡大感」、または「体の周囲を流れる風」のように感じられます。地の気は「周囲の空気がほのかに暖かい、重みがある、ベタック」ように感じられます。人の気は「暖かさ、熱さ」などと感じられます。これらは、あくまでも代表的な感じを表しています。

この他にも「ピリピリする」「くすぐったい」「湿っぽい」「痛い」「チクチクする」「圧迫感」を感じる、そして「香り」や「味覚」を感じるなど千差万別です。同じ場所にいて、同じことをしていても、人それぞれに気感が異なっていても不思議ではありません。それは、当然といってもいい事柄なのです。なぜならば、それはその人、個人に備わる先天の気および後天の気、あるいは気功の熟練度によっても気感は大きく変わります。そして、その人が今までどのような生き方をしてきたかによっても左右されます。

気感とはすなわち、個性であり、その方の財産であり、宝物なのです。

それまでは特別意識していなかったこと、例えば天・地・人の気を意識することで、自然へのマナーや知識、そして環境への配慮を学ぶ。気功を通し、自分と周囲との関わりを見直すと、目の前に広がる世界がもっと開けてくるのが実感できます。

気の種類についての話の中で、私たちは様々な「気」と相互に結びつきを持っていると述べました。人は様々な経験を繰り返し成長していくのですが、そのことが実は自分が接した多くのものから「気を与えられていた」ということなのです。いかにして人と、あるいは自然と関わり合ってきたのか。日常的に私たちが個性といっているものは自分のうちに、より多くのよい気を取り入れ、バランスよく、いかに上手にブレンドしていくかということなのです。

このように、気づかないうちに自分以外のものとの気の交流に影響されている部分が私たちには多分にあります。その人が築いてきた周囲との関係、そしてどのように生きてゆくかが、あなたが何になるのかということを決定するのです。

視点を変えると、あなたも周囲に対して大きな影響を与えているのです。あなたがいい波動を周囲に向けるならば、人もペットも、そして自然さえもその波動に共鳴し合い、よりよい調和の取れた環境を築くことができるのです。その行為の結果が、健康や幸福感といった形をとってあなたに与えられるのです。このことも、大きくいえば「気を感じる」ということなのです。

●気功の系譜

中国では、気功は中国の長い歴史と文化の成果として位置づけられています。また、気功が病気の予防や治療に効果があるということが広く認められています。そして、医療機関では、国家免許を与えられた気功師による治療が行なわれています。

この気功には、家族やその一族の間で秘伝として伝えられている場合も多く、数百も種類があるともいわれていますが、大別すると硬気功と軟気功とに分けることができます。

硬気功は「武術気功」ともいわれ、武術の上で超人的とも思われる能力を発揮します。その方法は身体に気を充満させ、必要なところにその気を集中し技を行なうということからも分かるように、そこには気を純粋にエネルギーとして捉えているという事実がうかがえます。

一方、軟気功は「保健気功」と「医療気功」とに分かれ、心身の健康と長寿を目指すもの

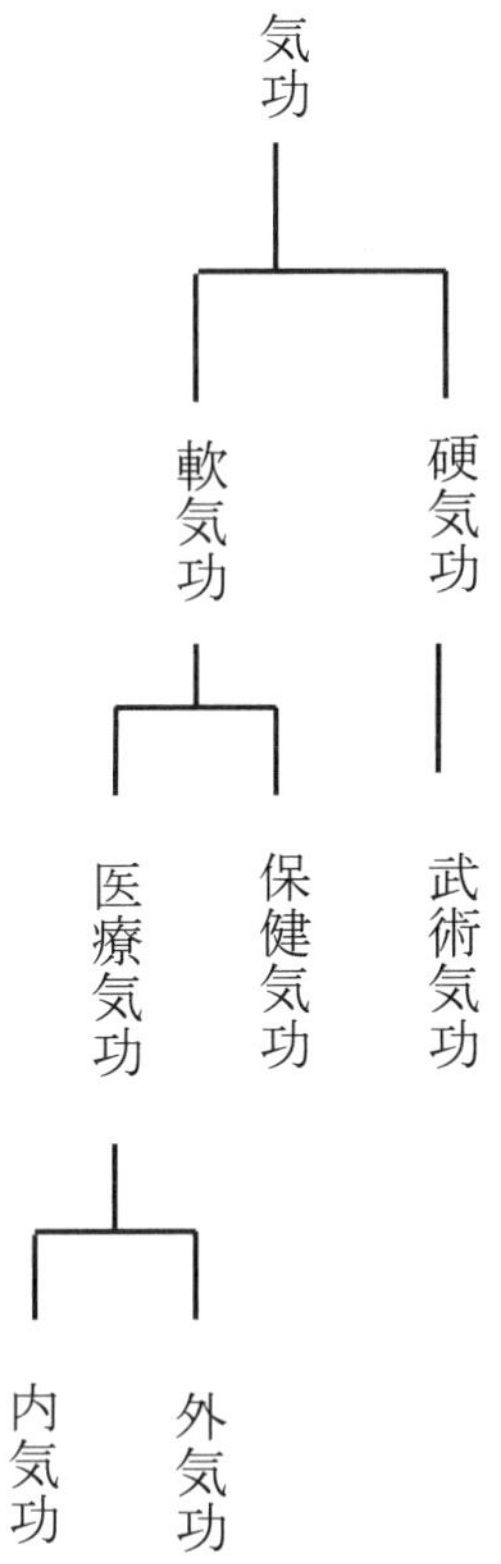
気功
軟気功
硬気功
医療気功
保健気功
武術気功
内気功
外気功

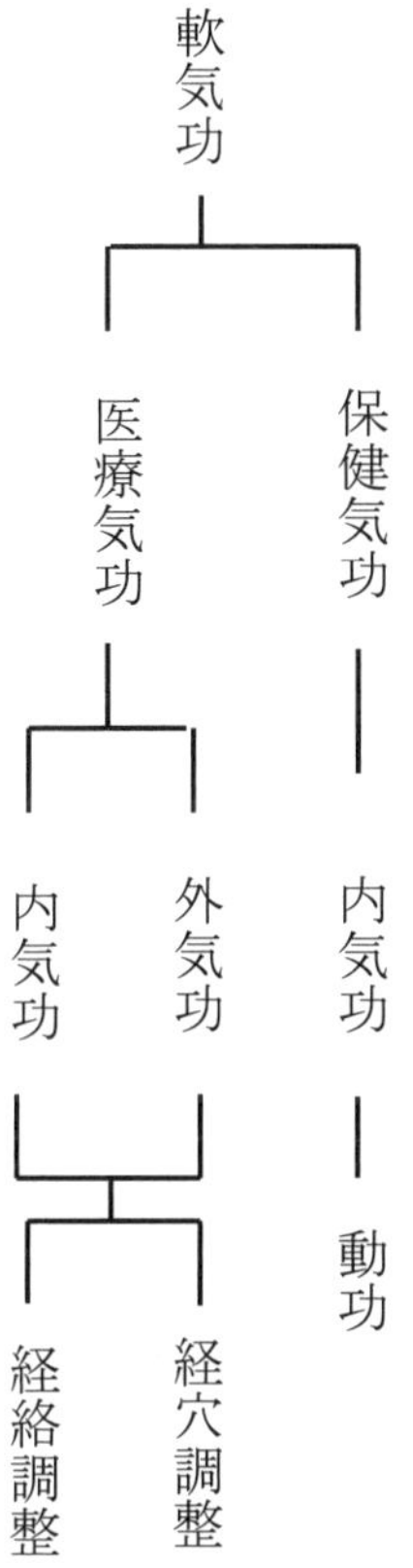
軟気功
医療気功
保健気功
内気功
外気功
内気功
動功
経絡調整
経穴調整

であり、病気の予防や治療などに用いられています。この軟気功は、健康の回復、増進あるいは病気の治療という面から近年では大いに注目され、中国では国家としてその応用面、研究面に力を入れています。

その一つの例として、北京体育学院（大学）に今から二〇年ほど前（一九八七年）に体育研究所が設立され、その中に気功研究部門が存在するということです。気功に関する研究部門が中国最大の体育大学の中に正式に位置づけられ、研究が行なわれています。

通常、私たちが行なう気功法には、静功と動功という二種類の功法、つまり気功の実践の仕方があります。保健気功では動功と呼ぶ、身体をゆっくり、あるいはリズミカルに動かす、体操のようなものを行ないます。自分自身で動功を行ない、身体内の気の体内循環を促すことにより、病気を克服するという自己治癒力を活性化するための気功法です。

医療気功と呼ばれる軟気功の内容はさらに「外気功」と「内気功」とに分けることができます。気功師は身体の中に気を体感し、それが充実するようになると気を意識的に体外に発することができるようになります。

この気を、気の流れが滞っている人に照射することによって「病気治療（経穴《けいけつ》調整）」を行なう方法が外気功と呼ばれるものです。また、気が滞っている人に対し、身体内の気の体内循環を促し、整えることによって自己治癒力または免疫力を活性化させ、病気を克服する方法として「病気治療（経絡《けいらく》調整）」を行なう方法が内気功と呼ばれるものです。

西洋流にいえば、外気功は気というエネルギーを「真気」「邪気」と区別した上で、導入したり、除去したりという処置を重視した外科的な、また内気功は「体内の気」の環境整備、機能改善を主たる目的とした内科的な要素がうかがえます。

●効果的な運動とは

動功という気功の方法や、太極拳などに見られるようなゆっくりとした動きで運動することが健康によいといわれても、「本当にいいのだろうか!?」という考えが浮かんでくる人も多いのではないでしょうか。

例えば、健康増進のための運動というと「エアロビクス」という言葉が、すぐに思い浮かべられるのではないでしょうか。このエアロビクスとは、一九六八年にアメリカのケネス・クーパー博士が提唱したもので、NASA（米国航空宇宙局）で宇宙飛行士のトレーニングプログラムに取り入れられたことから、世界的なスポーツとして広まりました。エアロビクスダンスやジョギングなどの有酸素的運動が欧米で広く受け入れられた背景には、食生活などが大きな要因としてあげられます。

米国における死因の第一位は心臓病だそうですが、この心臓病の誘発要因として、第一に肥満、第二にストレス、第三に運動不足があげられます。動物性脂肪の多い食事に加え、多食そして運動不足が肥満を引き起こしているのです。

肥満は成人病を引き起こすもっとも大きな要因であるともいわれています。これらを解消する目的から、エネルギー消費の比較的多い有酸素的で、持続的な運動が勧められているのです。つまり、運動によって取りすぎたカロリーを消費しようという考え方です。

運動の効果を見た場合、運動中に何カロリー消費したかという問題よりも、運動することによって身体の機能が生き生きと働くようになる。つまり、基礎代謝量が高まることへの影響が大きいということが問題になってくるのです。

俗に老化といわれる生理的な現象が進んでくると、細胞をはじめとして身体組織の機能が低下してきます。従って、基礎代謝量も年々少なくなっていきます。ですから、エネルギーと健康との関係を問題にした場合、基礎代謝量が大きいということが、身体の活性度が高く、若い身体であるといえるのです。

逆に考えると、基礎代謝量の低下を予防し、身体機能の調整が良好であれば、老化はある程度予防できるということになります。もし、本当に細胞単位で活動レベルが高まっているということが、老化防止になるということであれば、無理に激しく運動する必要はなく、そういうことへの刺激として、むしろ軽い運動を長い時間続けることの方が、効果が大きいのではないでしょうか。

特に、中高齢者ではこのことは重大な意味を持つと思われます。健康や身体の諸機能を良好な状態に保つためには、運動によるエネルギー消費を高めることがよいという、いわば「カロリー消費型」ともいえる考え方は欧米流の、特に多食と運動不足が蔓延する米国的発想といえるでしょう。東洋にはこうしたカロリー消費型とは異なる禅、ヨガ、気功といった、心身の調整を目的としたものがあります。

禅、ヨガ、あるいは気功というものは本来宗教的なものですが、ここでは、心身の健康を高めるための一つの方法としてお話を進めます。

気功には「調身」「調息」「調心」という言葉があり、身体と呼吸とこころのバランスを整えるということが大切にされます。気功を行なう場合の呼吸は、身体とこころを一体にするためのキーポイントとされ、全身の細胞に新しい「生気」を与える、いわゆる生命力の根源となるものなのです。すなわち、動作はきわめてゆっくり行ない、動作を呼吸に合わせ、常に意識を自分の内部に集中させ、緊張と弛緩の滑らかな移行にこころを配ります。

さらに、一連の動作の中で、筋肉の緊張度を調節することにより意識をコントロールするので、身体感覚と結びついた深い無意識が呼び覚まされ、それまでこころの底に潜んでいた想念が、意識のレベルに浮かび上がり顕在化されるのです。

この顕在化された意識を「気づき」ということができるでしょう。私たちは日頃、生活している上で身体の存在をはじめとして、身体感覚といったことを意識、あるいは体感したりということは少なく、まして、じっくりと味わうということも少ないと思われます。ここで、特に注目しなければならないのは姿勢をきちんと整え、筋肉をある程度緊張させ、その緊張度を調整することによって、意識をコントロールするということです。そして「身体感覚と結びついた意識」というものを導き出す。これは心身、つまり陰陽のバランスを意識した東洋流の健康法の大きな特徴といえるのです。

以上が気功に関する概念ですが、これまで述べてきたことは、あくまでも一つの解釈方法であり、これらの内容にこだわる必要はありません。また、この内容を肯定するのも否定するのも自由です。この他にも、自分が理解しやすい、あるいは納得できる理論があるかもしれません。この先は自身で経験し、その中から各自、自分なりの解釈方法をつくり上げていってください。もちろん、あえて説明などをつける必要もありません。

まずは、百聞は一見にしかず。経験がすべてを教えてくれます。中国の古い格言に、

「弟子の心が整うと、師が現れる」

というものがあります。縁あって、龍家濶功《りゅうかりこう》を学ぶことになった、この出会いがあなたの人生にとって、素晴らしいものであるように願っております。

第2章――実践編　経脈励起精華《けいみゃくれいきせいか》・心伝循経発励施術法《しんでんじゅんけいはつれいせじゅつほう》

1　医療気功施術手技

①施術時の確認および注意事項

●施術準備

ａリラックスできる環境を整える。

＊部屋の温度は適正か、騒音はないか、日差しは強くないか、横になって、あるいは椅子に座って、体が痛くないかなど。

ｂ受け手は頭を北、足を南に向け横たわる。

＊椅子の場合は南向きに座る。

c受け手は頭を明かりが入ってくる窓の方に向け横たわる。
d受け手は頭を風が入ってくる窓の方に向け横たわる。
＊上記b～dは、状況に合ったものを選択する。複数選択可。
e夏はエアコンの真下、扇風機の正面など、人工的な風は避ける。

●経絡バランスの所見法

aまず受け手に真っ直ぐに仰向けになって、畳（床）に横になるように指示する。この状況で体の状態を観察する。
＊施術中に自発動功が発現する場合があるので、施術に慣れないうちはテーブル、施術台のようなものは転落事故などを防ぐ目的から避ける。
＊経絡バランスの所見中は起き上がる、上体を起こす、頭を持ち上げる、手を放すなどの指示以外の行動は行なわないように初めに伝える。
b右手を丹田に、左手をその上に置くように指示する（女性は逆）。

c両足を同時に肩幅よりやや広く開き、両足を同時に閉じるように指示する。決して手を添えたりせず、受け手に行なわせる。
＊両足を同時に開かなかった場合、一度足を閉じ再度両足を同時に開くように指示し、

足を開かせる。

＊この段階で頚椎、胸椎、腰椎と上から順番に歪みのある、なしを観察する。歪みが見られる場合には、どのような状態かを伝え（重要）、他に人がいる場合には、他の人にも確認してもらう。

例・首が左側に傾いています。右肩が上がっています。背骨がS字型に曲がっています。左の腰骨が上がっています。股関節が開いていますなど、受け手に分かりやすい表現を用いる。

d次に、両足を同時に肩幅に開くように指示する。受け手は無意識の内に、左右どちらかエネルギーバランスに問題のある側の足を正中線より大きく広げる。

e広げ方が狭い方（バランスのよい方）の足の踵を基準にする。

＊肩の下に踵がくる。あるいは肩の外側に踵がくる。この操作は、施術の前後の変化を観察するための重要なポイントとなるので、自分の基準をしっかりと定める。

＊バランスのいい側の踵が肩の位置に収まらない場合には、もう一度繰り返す。この状況下で、バランスの悪い側の踵が、体の外側に位置する。

fこの状態で体の正中線（顎からへそ、あるいは顎から恥骨を通る線）を踵と踵を結ぶ線まで延長し、交わるところを捜す（写真1―a参照）。

g踵と踵を結ぶ線と正中線が交わるところに目印（自分の足・つま先）を置く。

h踵を結ぶ線と正中線が交わるところに置いた目印（自分の足・つま先）と左右それぞれの踵との距離を測り、状況（左右の差）を伝え（重要）、他に人がいる場合には、その人にも確認してもらう（写真1―b、1―c参照）。

i確認後、軽く足を開いた状態に戻し、楽にするように指示する。

●経絡バランス所見時の注意点

a足の開き方は、頚椎、胸椎、腰椎および仙椎などの歪みにより、変わるので、脊椎のカーブ、足の湾曲などに注意を要する。

身体に起こる歪みなどは、精神と肉体のアンバランス、精神障害、薬物障害などに起因する根源的な部分に問題が生じている場合が多い。

②施術法一　如龍捧玉《じょりゅうほうぎょく》（振動功《しんどうこう》）

●ポジション

a正座、あぐらなど無理なく座れるように受け手の足元に空間を確保する。

b逆手で受け手の足を保持し（受け手がリラックスできているか、確認しながら）、循手の親指と中指を受け手の足先に軽く添え、向きを調整する（写真2参照）。

●動作と手順

a如龍捧玉（振動功）は、親指側から小指側へ施術していく。

＊施術は、親指から始まり小指で終わるように必ず両足先をペアーにする。

b足先に循手の親指と中指をそれぞれ軽く添え、繊細でリズミカルに振動を与える。

＊受け手が足の大きな男性、または施術者が手の小さな女性など手が届かない場合、指の腹、または指の付け根でもよい。

＊振動方向は左右に、決して上下または前後には振動を与えない。

＊繊細でリズミカルに、全身を揺するような激しい振動は必要ない。

●意念（内気の循行《じゅんこう》）

＊気はその流れを必要とする方向に自然と導かれ、経脈の内に気脈を整える。

＊施術者の循手指先より出た気は、足指先より上行し、体の前面を巡り百会を経て下行し、体の背面を巡り湧泉を経て施術者の逆手労宮より循手へと回帰し再び誘導され循環し、気の運行による気の循行（大周天）が起こる。

a天から意識で丹田まで導いた気を膻中、肩、循手へと誘導する。

b循手へと誘導した気を受け手の足の指先、下肢前面を上行させ、丹田から百会へと誘導

【図９─１、２】両足を肩幅に開くと、左右どちらかエネルギーバランスに問題のある側の足を大きく広げる。

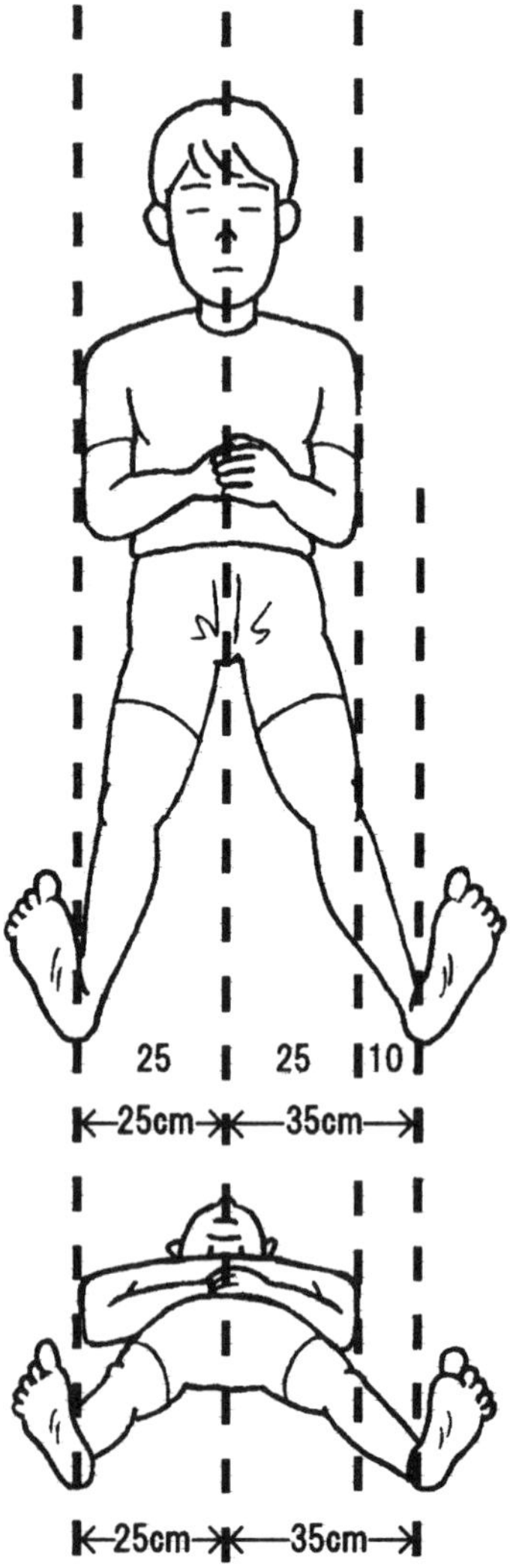

図９－１　経絡バランス所見法

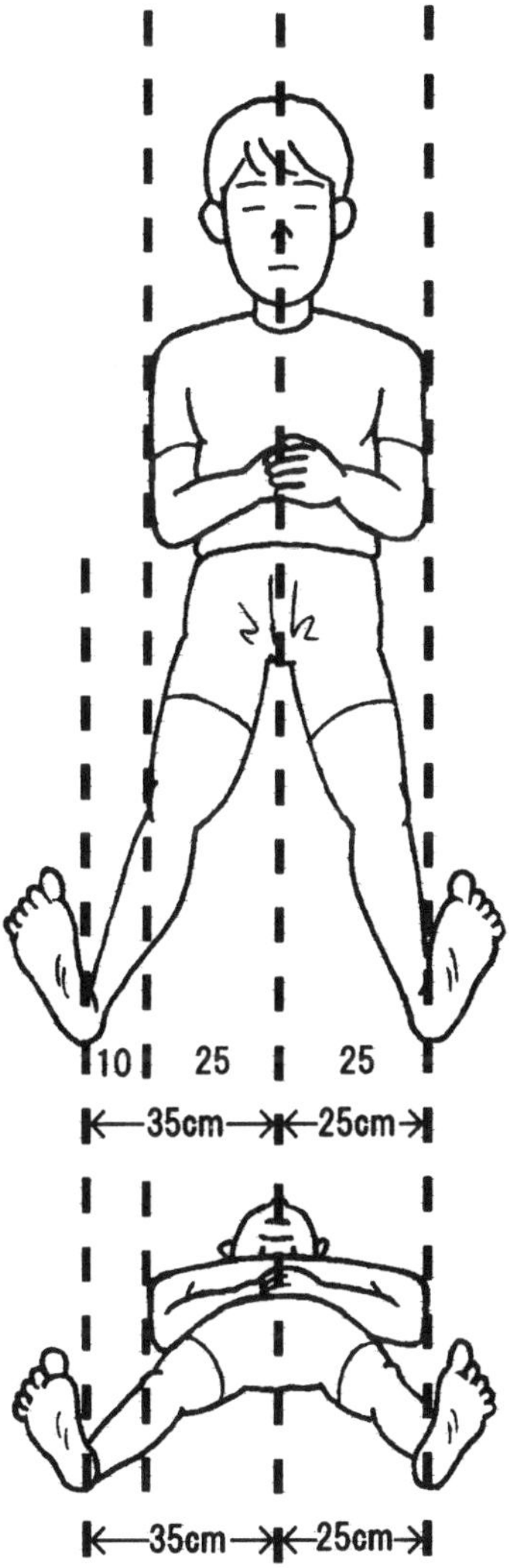

広げ方が狭い方（バランスのいい方）の足の踵を基準にする。

図９—２　経絡バランス所見法

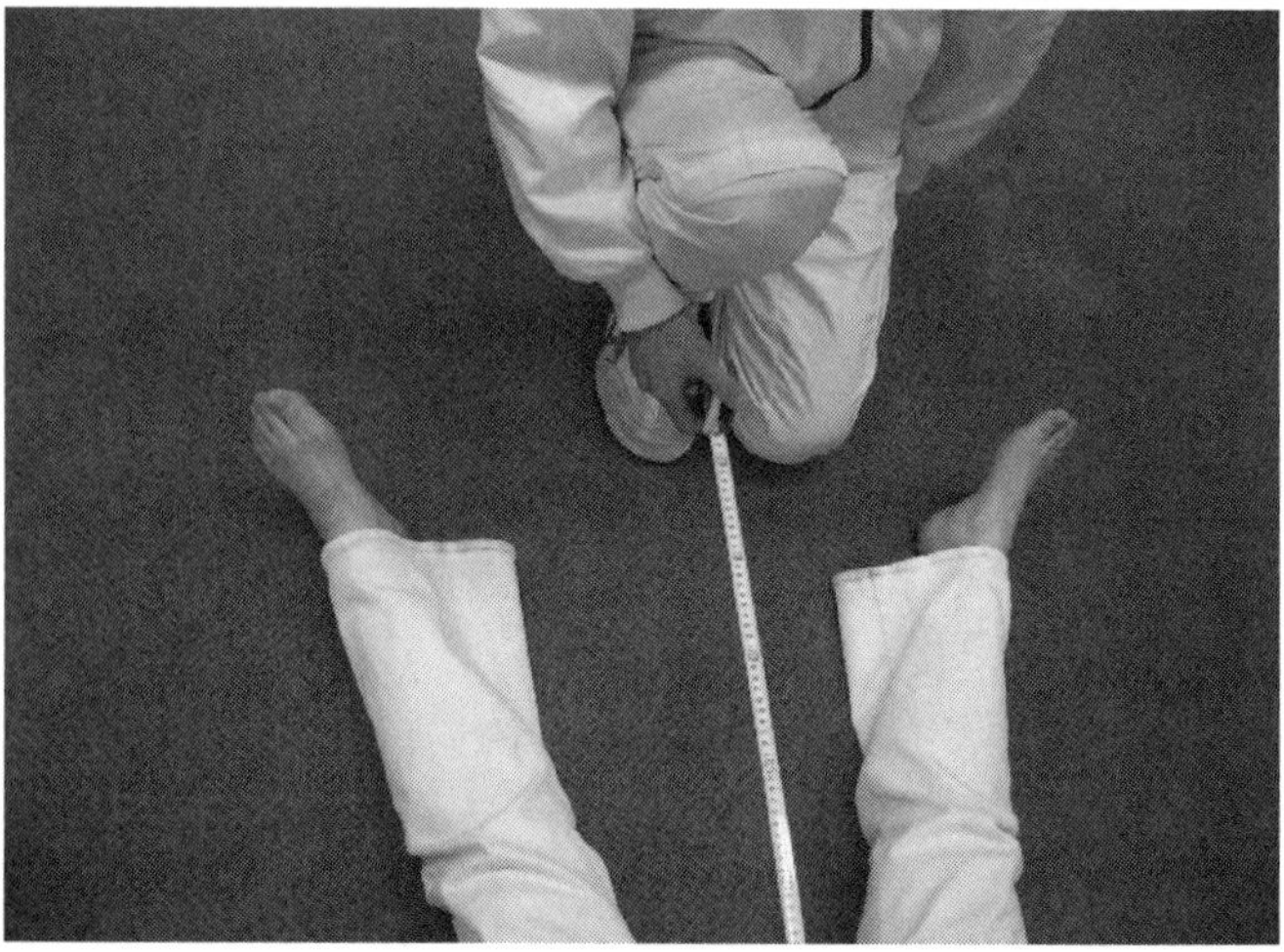

写真1－a　正中線の設定

写真1－a　正中線の設定（顎からおへそを通るライン）
写真1－b　正中線から左足踵までの距離を計測
写真1－c　正中線から右足踵までの距離を計測

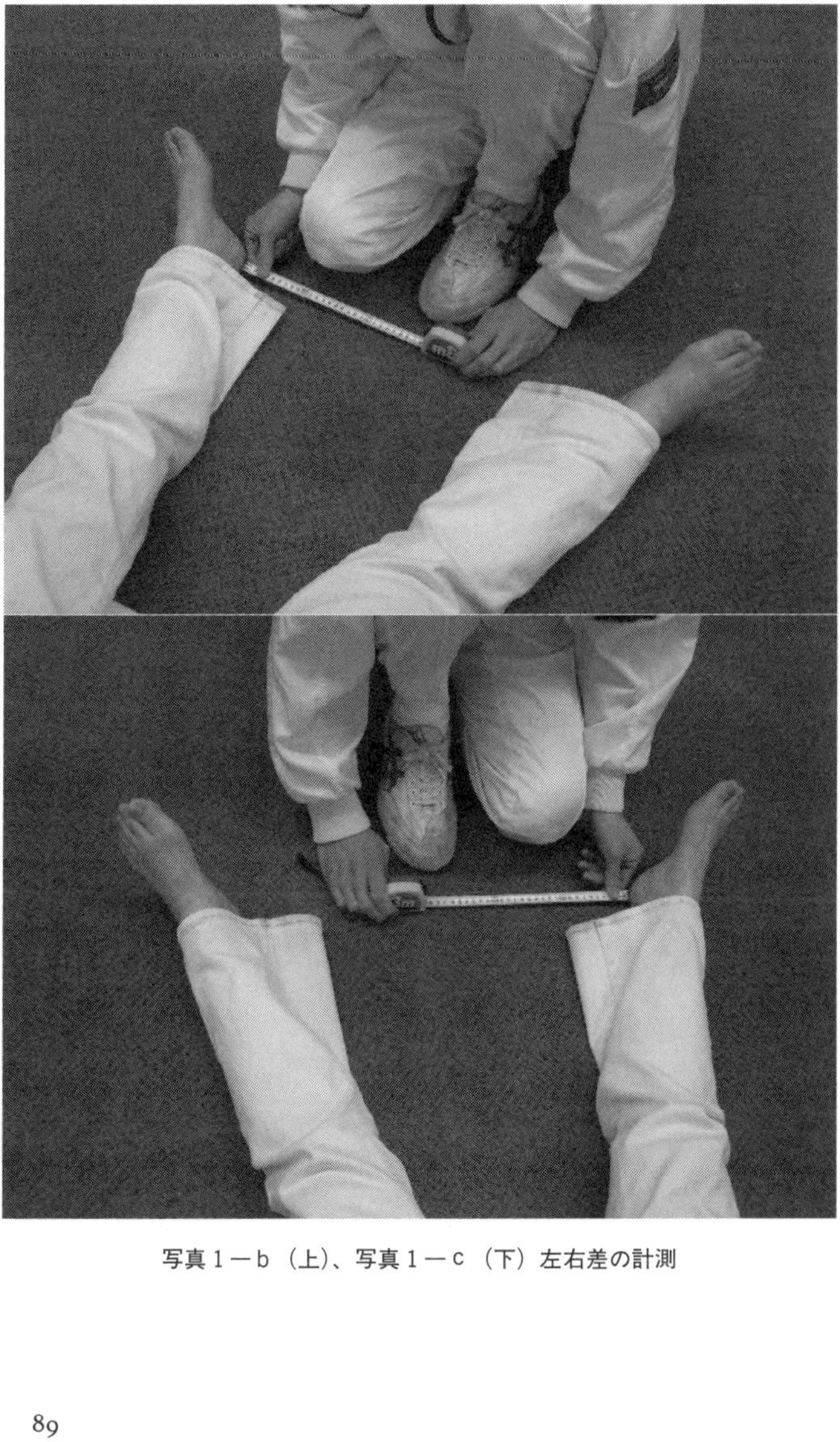

写真１－ｂ（上）、写真１－ｃ（下）左右差の計測

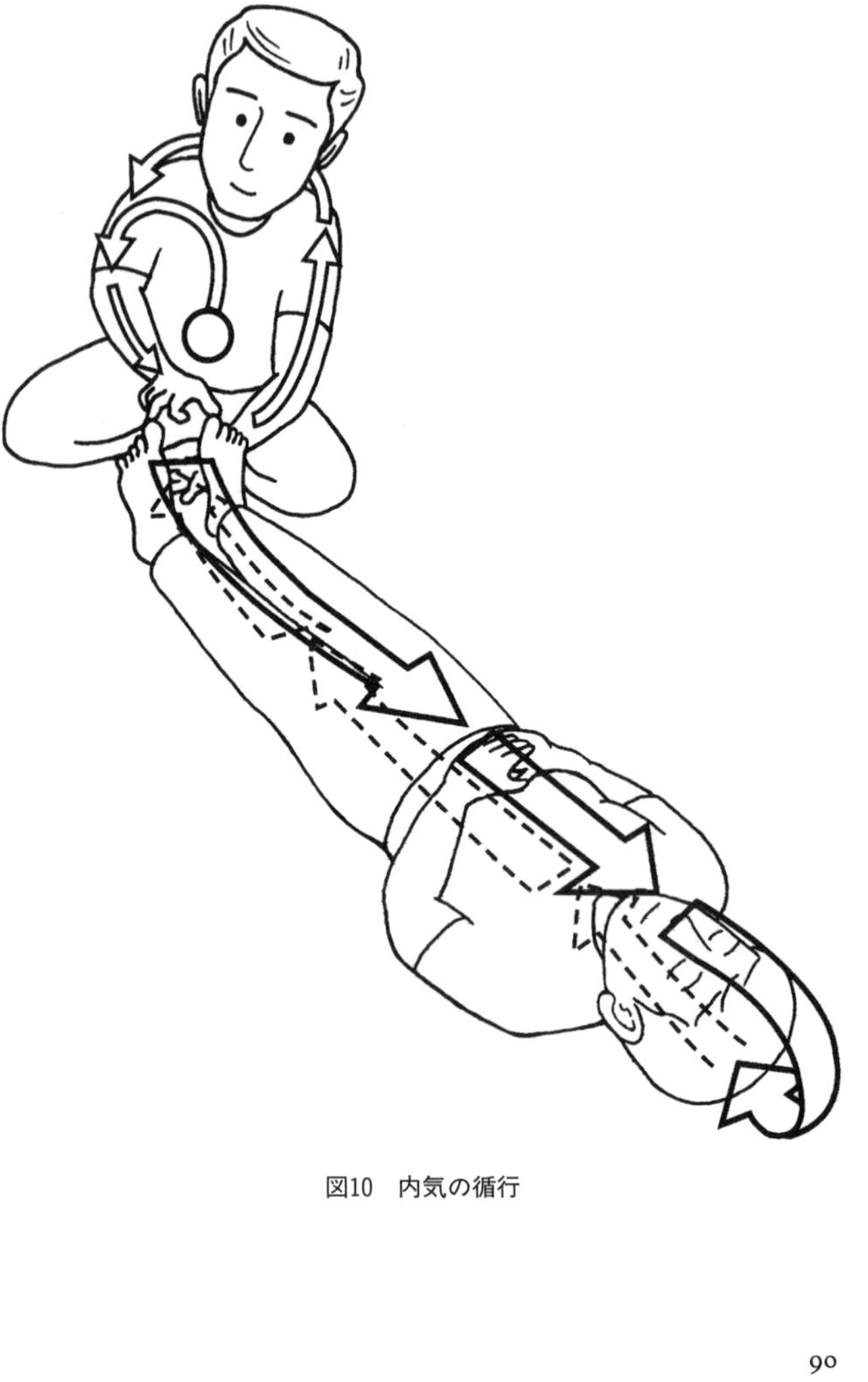

図10　内気の循行

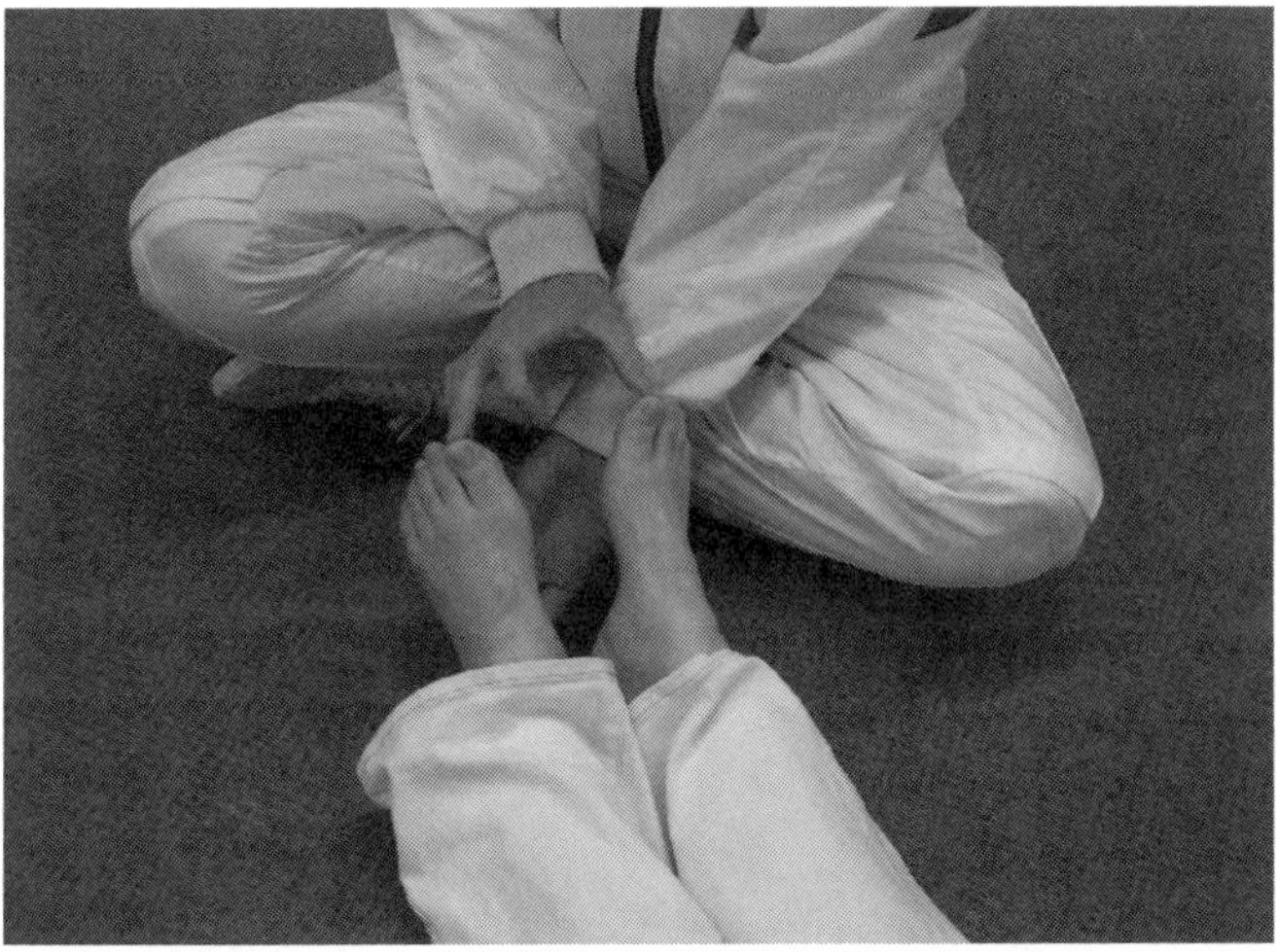

写真２　施術ポイント　　両足親指側から始まり、小指側へと順次行なう。

する。

c百会へと誘導した気を夾脊関、命門、下肢後面を下行させ、湧泉へと誘導する。

d湧泉へと誘導した気を逆手（労宮）で受け、逆手肩、循手肩、循手へと誘導する。

e循手へと誘導した気を受け手の足の指先へと再び誘導する。

●施術時の自発動功および気脈の所見

a ブロック（肉体的、心理的）がある場合、その部分へ気脈が急激に流れ始めることで、肉体的あるいは精神的な苦痛を伴うこともあるので、施術中に気分が悪くなった、体が痛いなどの変化が生じた場合には、申し出るように事前に伝えておく。

b 各指に対して如龍捧玉を施術していくと、自発動功が誘発される。これは、気脈が問題のある個所に、自然に誘導され経脈内のブロックが解消される段階で発生する現象で、手足の指、瞼あるいは首、腕、足などが動くなどの現象として現れる。受け手によっては、かなり大きな（ゆっくりとした）動きを伴う場合もあるので、あわてることなく落ち着いて対処する。

この場合、足を保持する、指を添える、振動を与えることにこだわらない。落ち着くまで指の動きを止める、足から手を離すなどもよい。このとき、施術中に現れる身体の動き、肌の色、発汗、呼吸などの変化をよく観察する。

この所見が施術の進行具合の大きな目安となるので、どの時点（指）で、どの個所に発現したのかを注意深く観察し、自発動功がその場所に回帰するまで見守る。

c 苦痛など変化を申し出た場合、どのような変化なのか確認し、施術を続行するか、中断するか話し合う。

③施術法二　醒龍蠢動《せいりゅうしゅんどう》（扣開功《くかいこう》）

●ポジション（写真3、4参照）

a中脈調整時、膝を湧泉の下に軽く添えるので、正座、片膝立てなど無理なく座れるように受け手の足元に空間を確保する。

b施術前に実施した左右経脈のバランス確認で、正中線より広く開いた側（バランスの乱れている）の足について施術を行なう。

c掌を軽く丸め、左右の掌で内踝と外踝を軽く包み込む。

●動作と手順

a掌を軽く丸め、内側と外側の踝を両側から包み込む。

＊掌は密着させない（重要）。

b受け手の右足側のバランスを調整する場合は施術者の右膝を、受け手の左足側のバランスを調整する場合は施術者の左膝を受け手の湧泉の下側に置く。

●意念（内気の循行）

＊気はその流れを必要とする方向に自然と導かれ、経脈の内に気脈を整える。
＊施術者より出た気は、受け手から施術者へと回帰し、再び誘導され循環し、気の運行による気の循行（大周天）が起こる。
＊施術者の膝より出た気は龍門（第八チャクラ）より天へと昇華し、施術者へと回帰し、再び誘導され循環し、気の運行による気の循行（大周天）が起こる。

a経脈の誘導（図11、12を参照）

ア・天から丹田まで導いた気を膻中、内踝側肩、内踝に当てた手へと誘導する。

イ・内踝側の手へと誘導した気を受け手の内踝、下肢内側、腹部、体外側、百会へと誘導する。

ウ・百会へと誘導した気を体外側、下肢外側を下行させ、外踝へと誘導する。

エ・外踝へと誘導した気を外踝に当てた手で受け、外踝側肩、内踝側肩、内踝に当てた手へと誘導する。

オ・内踝に当てた手へと誘導した気を受け手の内踝へと誘導する。


b中脈の誘導（図13～14、写真5、6参照）

ア・天から丹田まで導いた気を受け手の湧泉の下側に置いた膝へと誘導する。

イ・膝へと誘導した気を受け手の湧泉、下肢、腹部、胸部、頭部と上行させ、百会を経て龍門《りゅうもん》（第八チャクラ）より天へと誘導する。

●施術時の自発動功および気脈の所見

aこの段階になると寝てしまう人が多いが、問題が無いと思われる場合は、そのまま施術を継続する。

bまれに寝返りを打つなどあるが、力で押さえ付けることや後を追うことはしない。

c帰宅後すぐに瞑想などを行なうと、自発動功が誘発されることもあるので、二〜三時間は瞑想などは行なないように指示する。

d変化が現れる場合には、一つの変化が落ち着く（ブロックが解消される）と次々と問題（ブロック）が表面化してくることもあるので、全ての問題（ブロック）が表面化し解消されたと実感できるまで、注意深く観察しながら施術を継続する。

④施術実践時のポイント

以下に、医療気功実践時のポイントとなる作業手順確認項目を記載する。この一〇項目は、

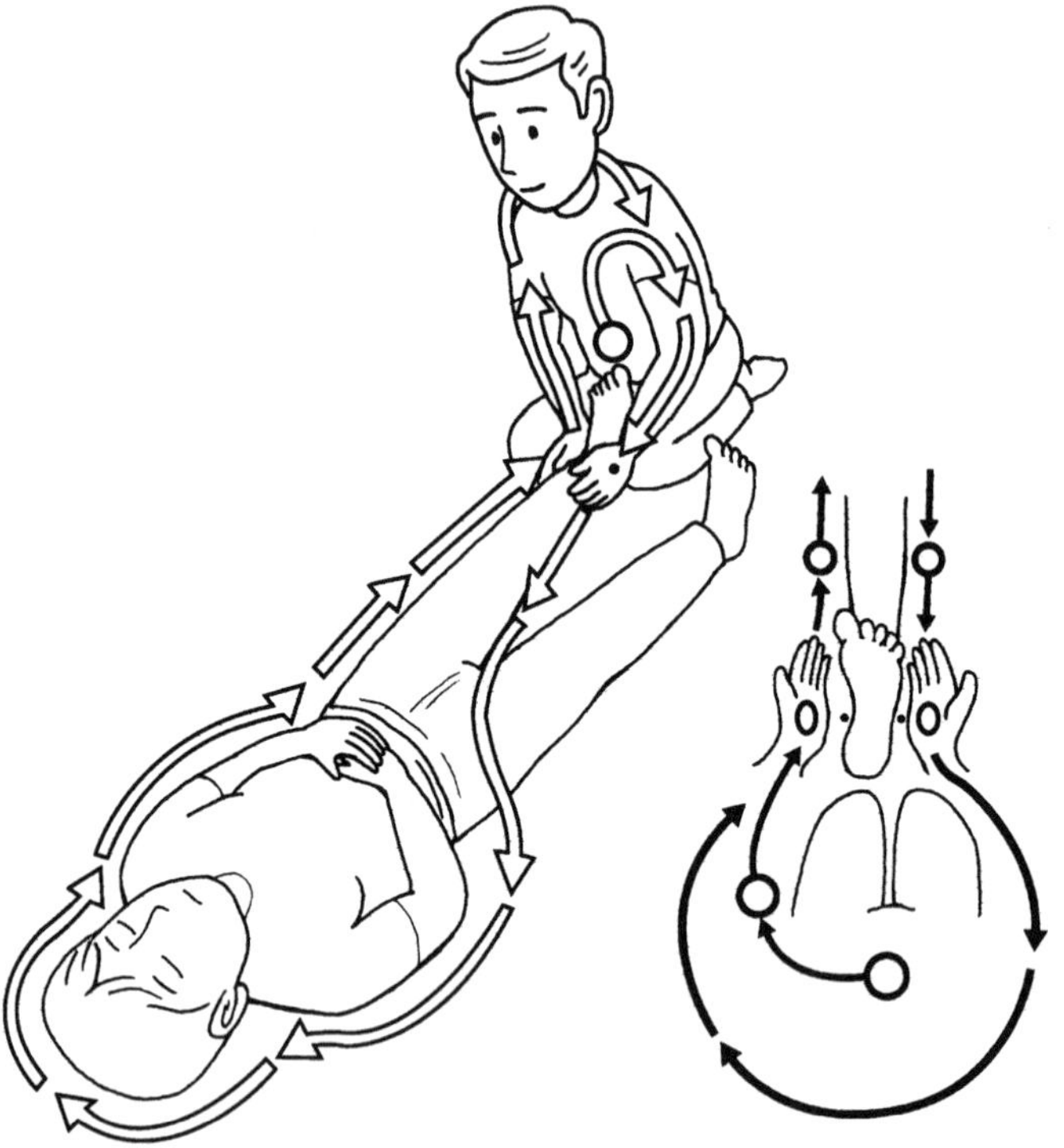

図11　施術ポイント＆エネルギーライン（左側調整）左右のバランス確認で、正中線より広く開いた側（バランスの乱れている）の足について施術を行なう。エネルギーラインは時計回り

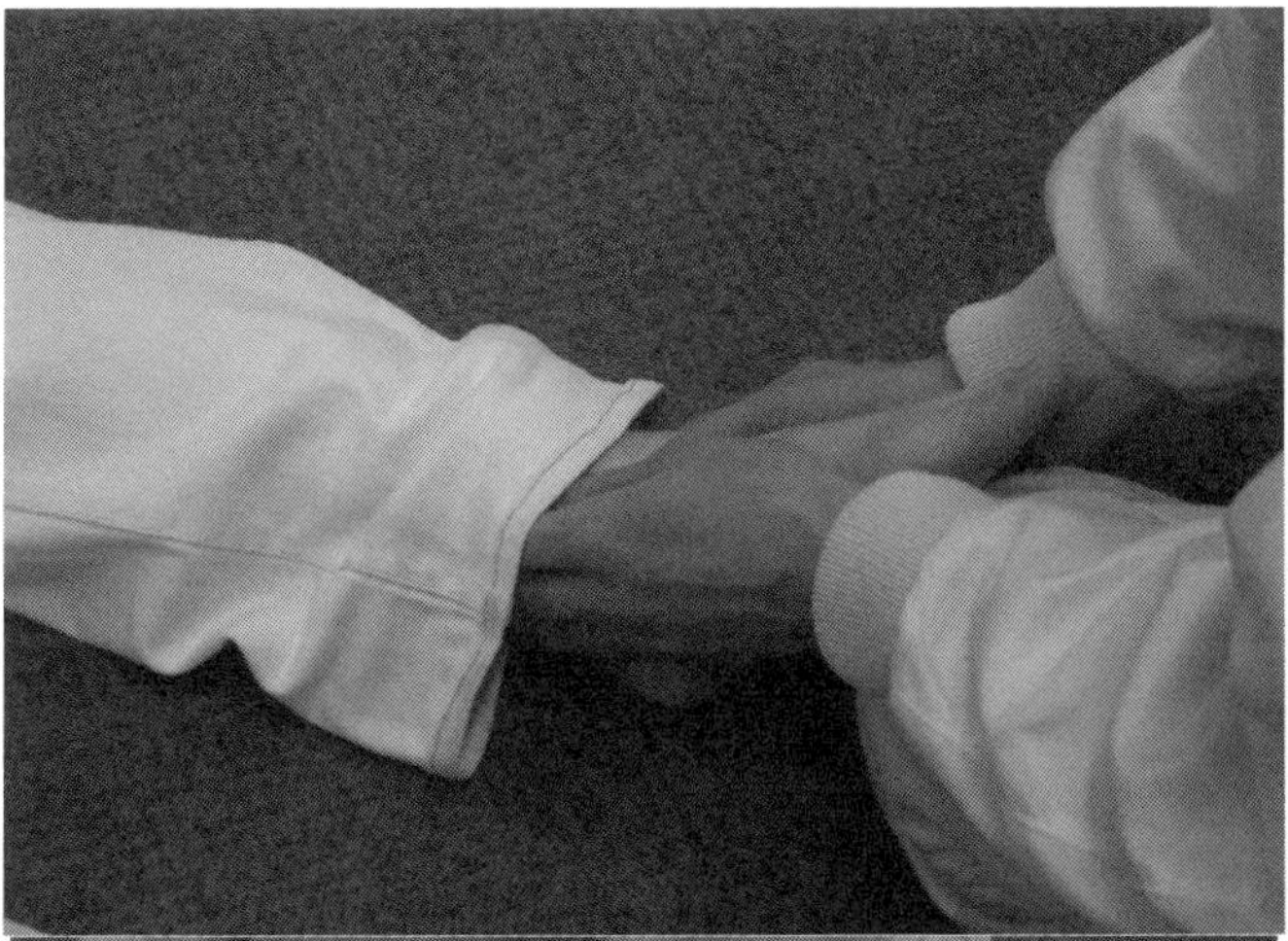

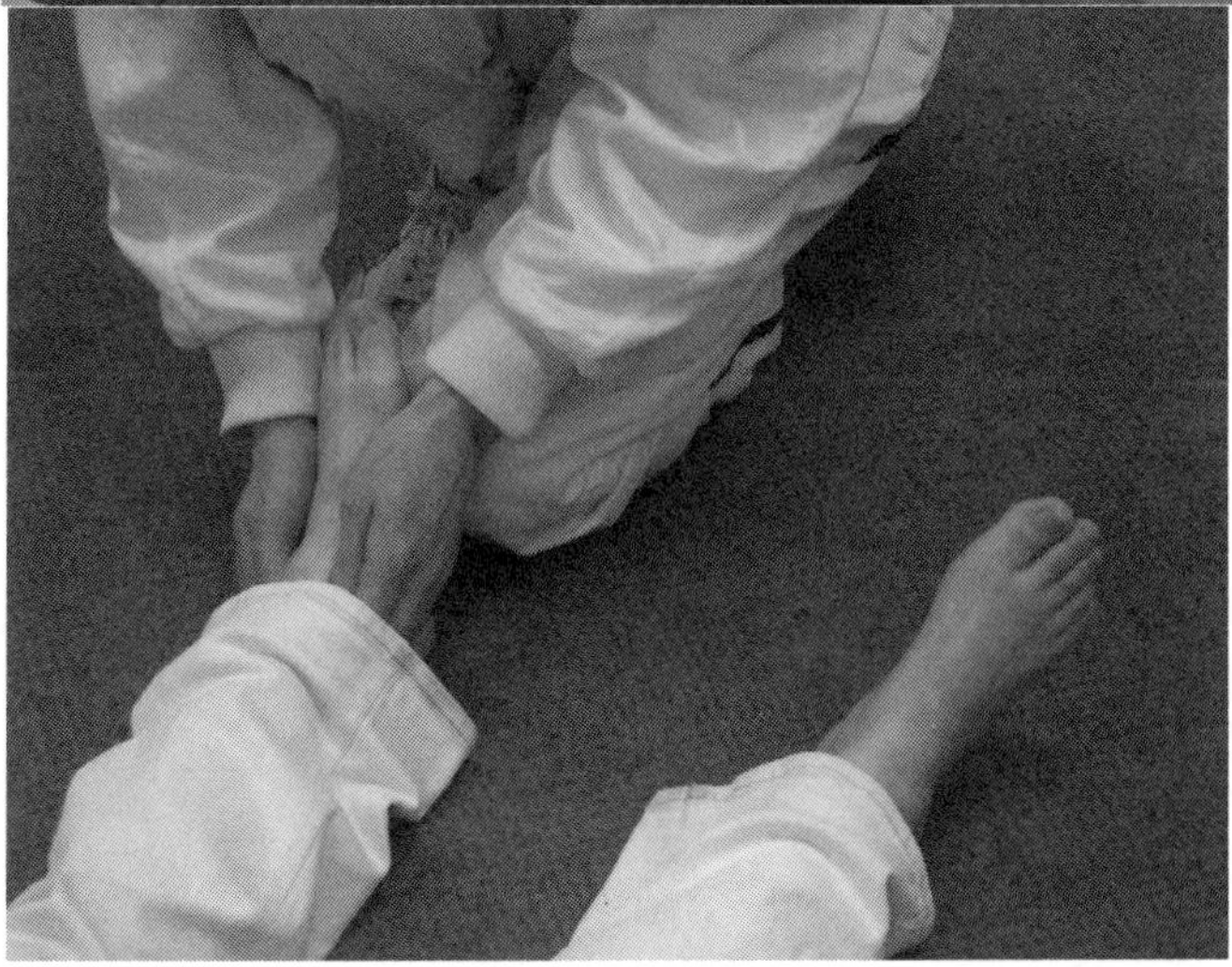

写真３　施術ポイント　ポイントは左右の掌で内踝と外踝を軽く包み込む。

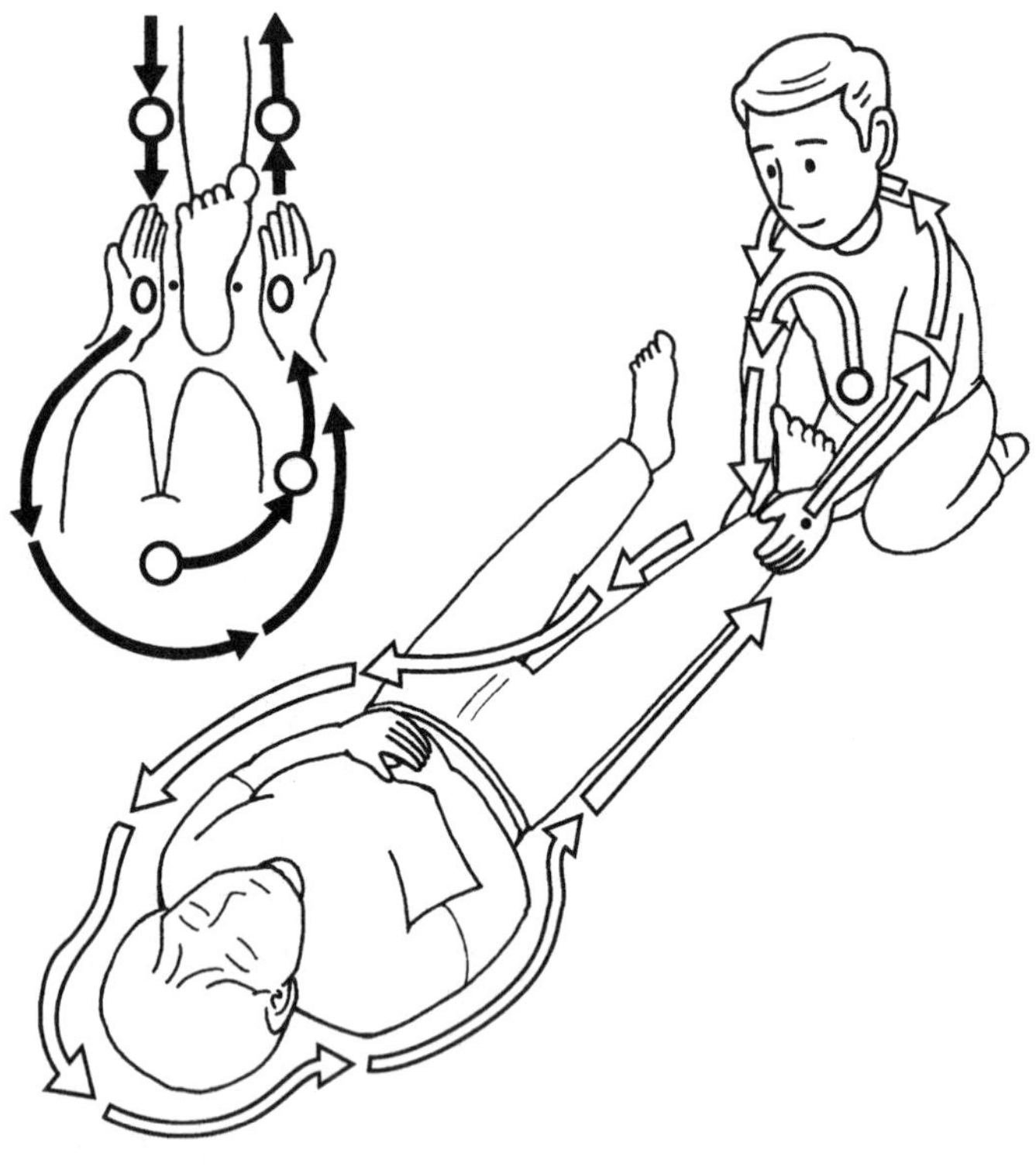

図12　施術ポイントとエネルギーライン（右側調整）左右のバランス確認で、正中線より広く開いた側（バランスの乱れている）の足について施術を行なう。ポイントは左右の掌で内踝と外踝を軽く包み込む。
エネルギーラインは反時計回り

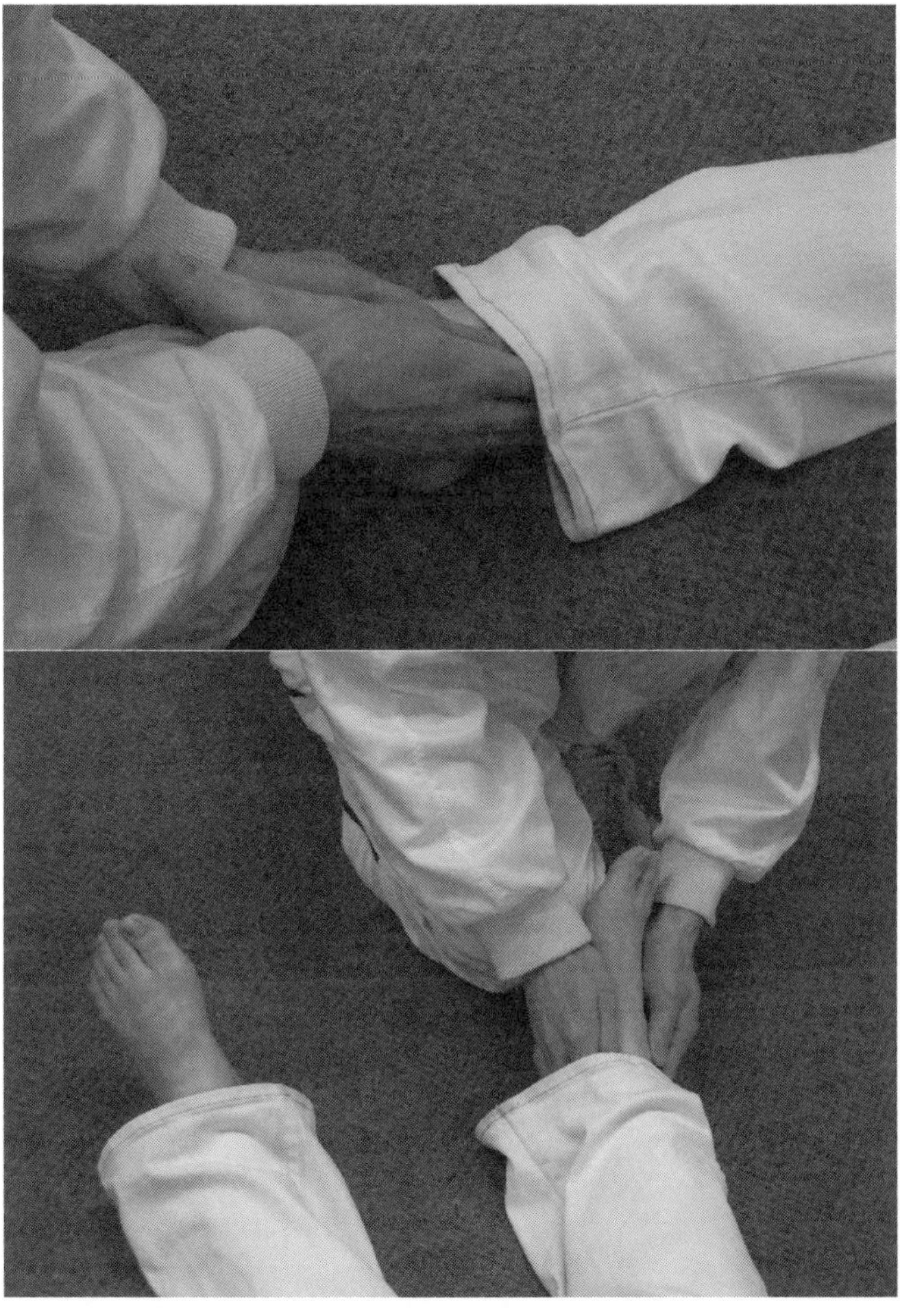

写真４　施術ポイント　ポイントは左右の掌で内踝と外踝を軽く包み込む。

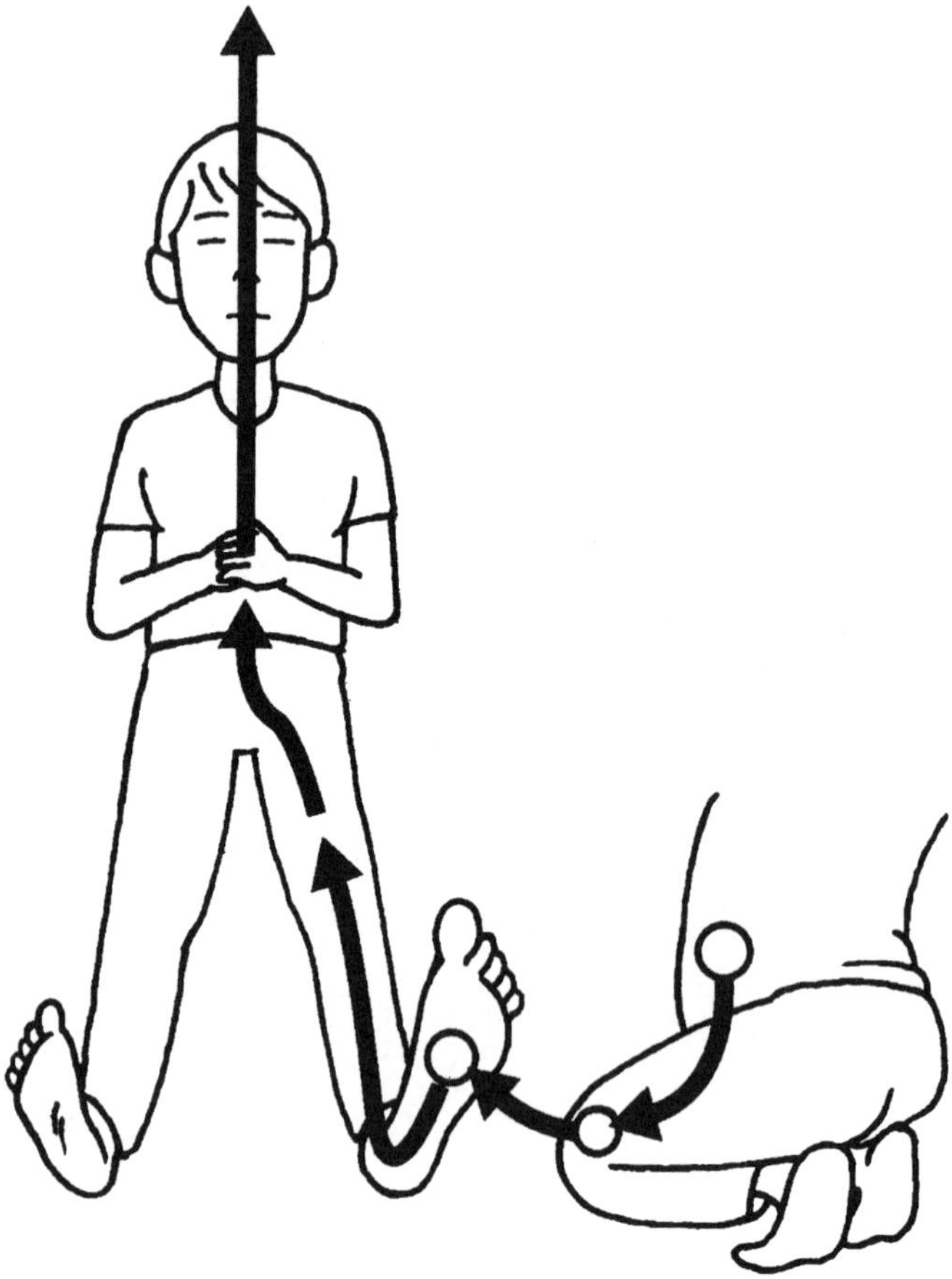

図13　施術ポイント＆エネルギーライン（中脈調整）左右のバランス確認で、正中線より広く開いた側（バランスの乱れている）の足について施術を行なう。ポイントは湧泉の下側に膝を添える。
エネルギーラインは湧泉〜百会〜龍門

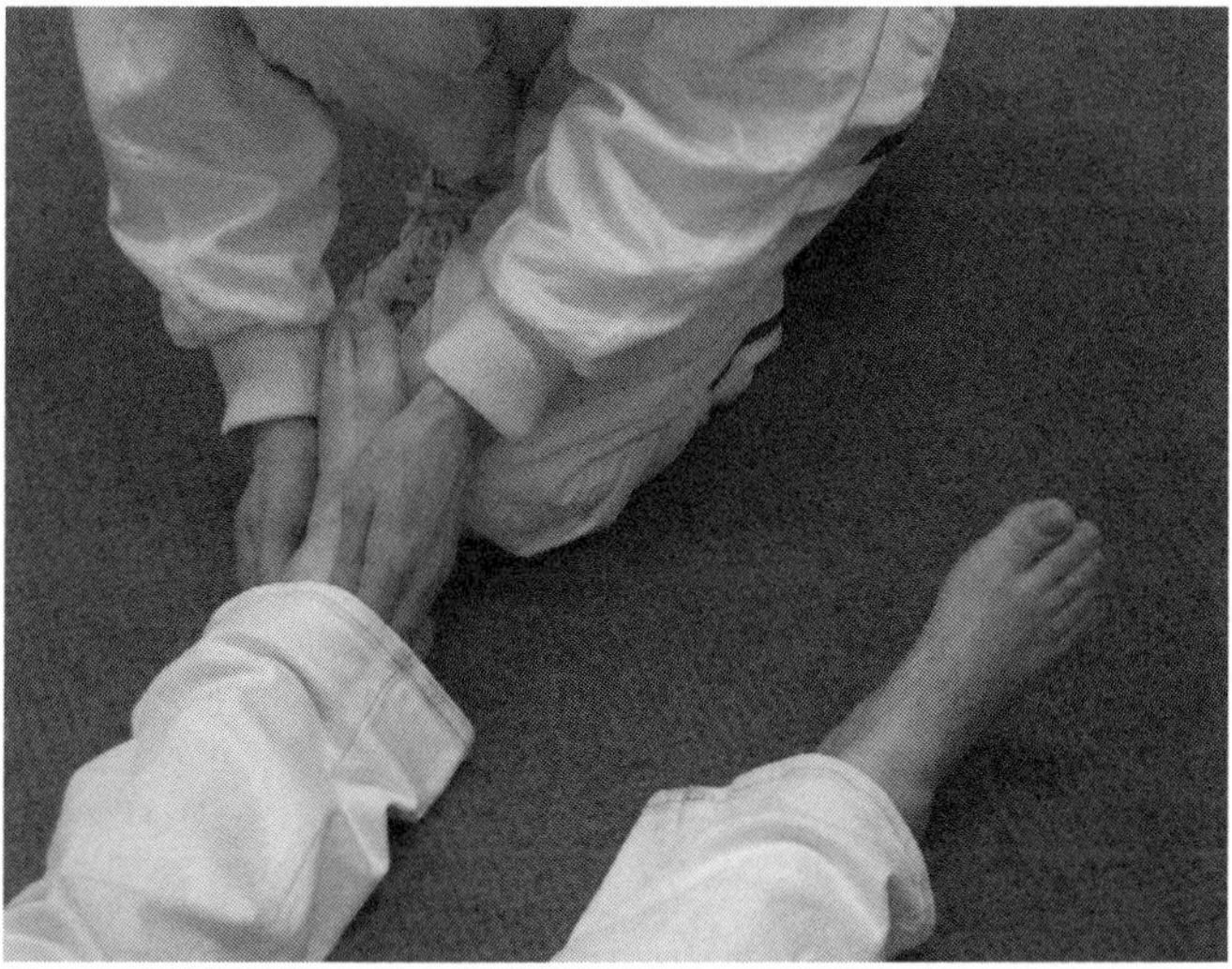

写真５　施術ポイント（左足側の中脈調整）ポイントは湧泉の下側に膝を軽く添える。エネルギーラインは湧泉～百会～龍門

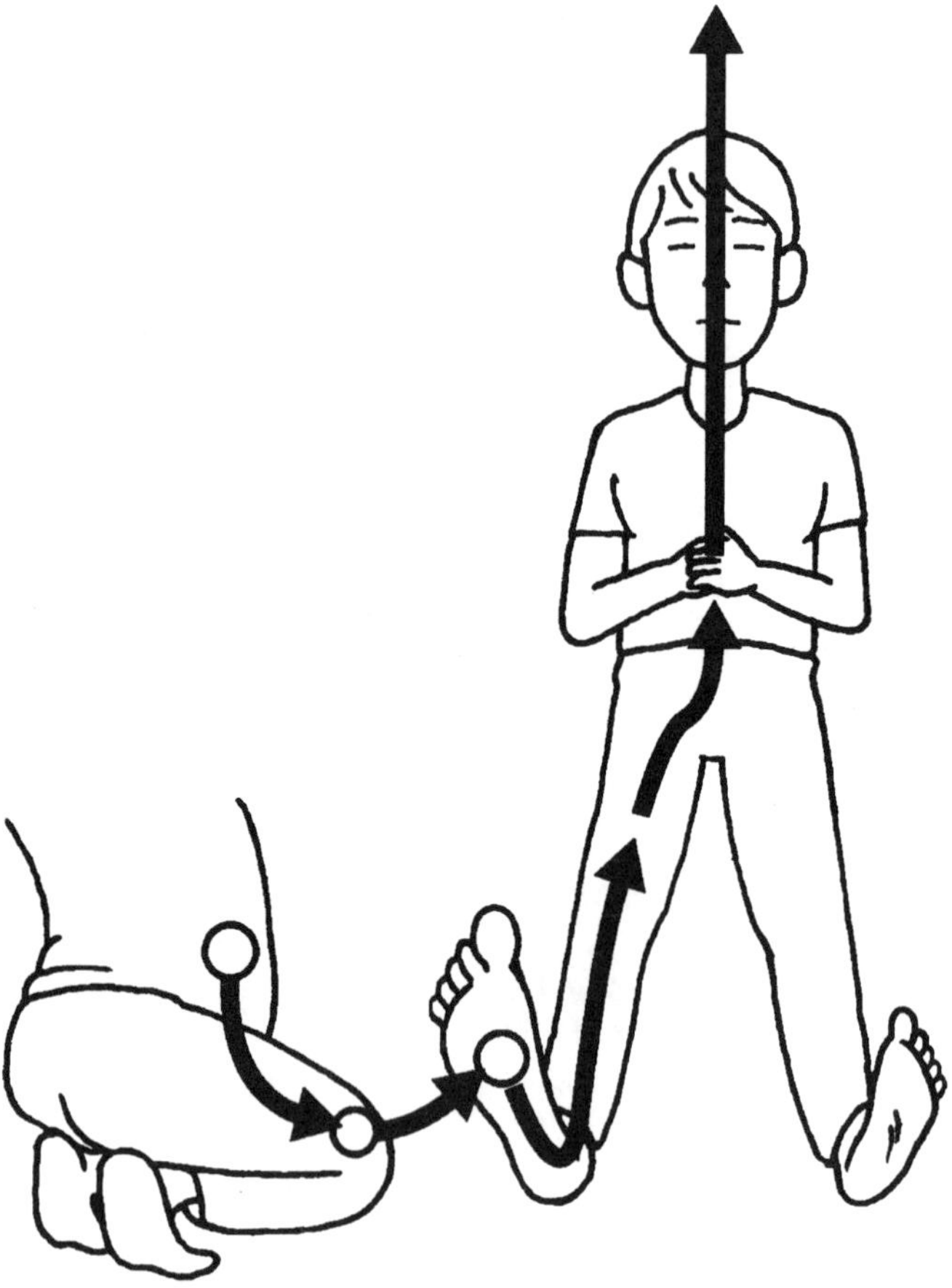

図14　施術ポイント＆エネルギーライン（中脈調整）左右のバランス確認で、正中線より広く開いた側（バランスの乱れている）の足について施術を行なう。ポイントは湧泉の下側に膝を添える。
エネルギーラインは湧泉〜百会〜龍門

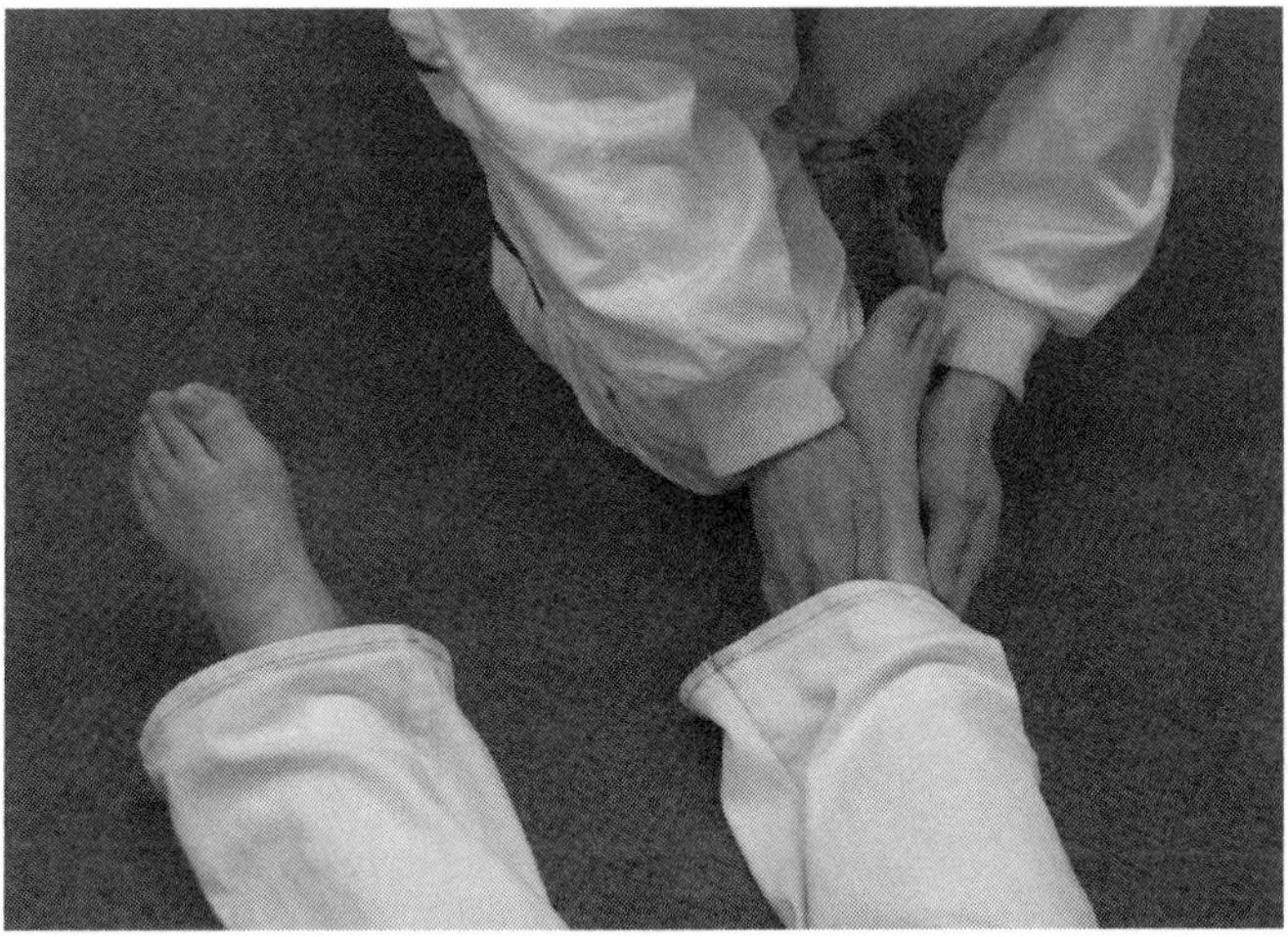

写真６　施術ポイント（右足側の中脈調整）ポイントは湧泉の下側に膝を軽く添える。エネルギーラインは湧泉～百会～龍門

これから施術を始めるための基準でもあり、必ず実施しなければならない重要な事柄なので十分に理解し、納得した上でこの手順に沿って施術を行なう。

●施術前の確認事項

―手の置き方はよいか
―頸椎、胸椎、腰椎、仙椎、足の角度など状態の確認はよいか
―両足は、同時に開いたか
―足を開いたときに、踵を用いた基準の設定はよいか
―体の正中線の設定はよいか
―正中線からの距離の測定はよいか
―施術方法（指・手の添え方、膝の添え方）は正確か

●施術後の確認事項

―頸椎、胸椎、腰椎、仙椎、足の角度など施術後の確認はよいか
―踵を用いた基準の設定の再現性はよいか

―施術後の正中線からの距離の測定はよいか

以上の手順を遵守できるかということが、今回皆さんに伝授した『気功整体術』を正しく実施できるか否かの基準となるので、しっかりと正確に覚え、的確な施術ができるようにしてください。

3 秘　伝

秘伝あるいは口伝という言葉を皆さんはどのように捉えているでしょうか。

今回の医療気功においても静功のときに用いる手印を秘伝として伝授しています。もし、仮にこの手印だけを他の方に伝えたとします。その結果、どのようなことが起こるのでしょう。

伝える側にとっては「これはいいものだから、他の方にも教えてあげたい」と親切心から出た行為なのでしょう。しかし、伝えられる側がその手印を受け取れるだけの準備ができていない方であったとしたら、大変なことになります。

皆さんに伝授した医療気功は中医学の理論に基づいたものです。そして、その理論の中心にあるのが経脈理論です。ここで覚えていただいた経脈励起精華・心伝循経発励法の動功、静功そして手印はすべて経脈の活性化法です。龍家漓功講座を受講していただいた方々には講座を通して受け取る準備をしていただき、必要な情報をお伝えしています。手印とは単なる形にとどまらず、絶対的なものとのつながりを持つ行為でもあります。

形を真似るだけで、制御する方法を持ち合わせていない人がその行為を行なった場合、経脈の内を気が単純に巡っている間は、体調もよく精神的にも安定した状態が続きます。しかし、気の流れが加速されていき、自分自身では制御できなくなった場合、あるいはとても大きな問題（ブロック）を抱えていた場合には、その問題を解消する現象として、その部分に気脈の極端な活性化や気脈の流れに障害をきたすなど、身体的あるいは肉体的な障害が起こります。

これが「偏差」と呼ばれるもので、いわゆる気功病です。さらに、この状態で他の施術法を受けた場合、問題はさらに複雑になります。

以上のことから、当講座を受講されていない方に手印を伝えることは、くれぐれも慎んでください。

また、今回の龍家漓功講座で伝授した経脈励起精華・心伝循経発励法では中脈調整も行なっています。この中脈調整こそ内気功における秘伝中の秘伝として伝わるものです。そして、中脈調整の実践こそ医療気功が驚異的な改善効果を示すゆえんなのです。

一般的な施術法では中脈調整はあまり実践されていません。それは、中脈が人間の根源的なものであり、一つ間違えば身体的あるいは精神的に破綻をきたすほど微妙なものだからです。中脈調整にはとても高度な技術を要し、一般的な医療気功においても実際問題として中脈調整は行なわれていません。

今回、伝授した施術法は龍脈という他の医療気功にはない特殊な概念を用いた施術法だからこそ安全に、そして誰にでも容易に実践することが可能なのです。ですから、皆さんが医療気功として他の方に施術を実践する際には絶対に他の施術法と併用、あるいは他の施術法の一部を加えるなどの行為は行なわないでください。

以上の事柄を十分に踏まえた上で、実践してください。

おわりに

気功の本来の姿とは、道教や仏教などを学ぶための一つの方法です。道を望む人々、あるいはその教えを代々受け継ぐ人々や、その門弟のうちで密かに伝えられてきたものです。ですから、一般の人々の前にその姿を現わすことは決してありませんでした。

現在の中国で普及している保健気功は、日本人が伝えたものが基礎となっているという説もありますが、その真相は定かではありません。いずれにしても、気功とは修行の一つとして肉体の根本である精神を鍛えるための学問なのです。学問である以上、精進すれば誰が学んでも必ず同じ結果が得られるのが気功の基本であり、また気功の魅力でもあります。正しく学び、段階を踏めば誰にでも必ず修得でき、健康な毎日を手にし、こころ豊かな人生が実現できるなど、修練によって得られる利益は図り知れません。

「漓」とは、すなわち「清らかな」「澄んだ」という意味であり、龍家医療気功の施術におけるエネルギーの性質をよく表わした言葉です。

さらに自分のためだけでなく、より多くの人のためにも、その力を活用することが可能です。皆さんも、研鑽を重ね龍家漓功を修得されるとともに、その知識をより多くの人の健康と幸福のために役立てていただければ幸いです。

以上で、龍家漓功講座Ⅰのカリキュラムはすべて終了です。気功とはいかにこころで納得して実践しているのかということに尽きると思われます。

同じ気功といっても、いろいろなカルチャースクールや、地区のスポーツ振興団体などの主催により、大変多くの教室が開かれています。各教室の指導要領によって、型に大変こだわっているところ、たくさんの功法を教えているところ、動功と静功の両方か、動功のみのところと千差万別です。やはり最後には、自分に合った功法と、そしてその方法を指導してくれるよき指導者を選ぶということではないでしょうか。

皆さんはどうでしょうか。

本書の終わりに、本講座の講師として今後の皆さんの癒しに対する取り組み方への参考としていただければと思い、一つのキーワードを提示させていただきます。それは、QOLという単語です。

QOLとは「Quality of Life」の略です。この言葉からは『生命の質』『命の質』『生存の質』『生活の質』『人生の質』『人生の中味』など、人それぞれに解釈の仕方があると思います。この言葉の意味を探すことこそ、歳（生きている時間あるいは期間）に命の意味をつけ加えることなのではないでしょうか。

大切なことは、あなたが生きている期間（量・長さ）ではなく、どのようにして生きるか

（質）なのではないでしょうか。その問いかけに対する答えの目安として、『身体的活動の度合』『精神的充実度』『社会的生活の充実度』『霊的（魂・Spiritual）な満足度』などが挙げられます。そして、私たちは『霊的（魂・Spiritual）な満足度』を通して、現代においては遠い存在になってしまった『魂の満足度』『実存の満足度』という視点から、人生への意味の問い直しを行ない、私たちが今抱えている、魂の苦悩、価値観の変革などの疑問に対する答えを探す旅へと一緒に出かけましょう。

なお、施術効果をチェックするために、巻末に評価表と測定表を添付してあります。

龍家漓功講座Ⅱ
経脈励起精華・神光昇華発励法

はじめに

五感では感じられないが、確かに存在する何かしらのエネルギーや力、あるいはそれらの作用によって得られるものを「気」と考える人もいます。しかし、気は訓練次第では見たり感じたりすることのできる、実体を持ったものなのです。気は、生命を生命たらしめている宇宙の根源的な力、宇宙にあまねく存在するエネルギーなのです。そして、気功とはこの宇宙の根源的なエネルギーであり、人体にも流れている気というエネルギーの制御方法なのです。

「気功」という言葉は、一九五〇年代に中国の劉貴珍という人が、養生法の名称として使用し、広く知られるようになったもので、気の修練を意味します。では、気功の歴史は六〇数年なのかというと、そうではありません。

中国で生まれ育まれてきた気の修練方法は、数千年の歴史を持つともいわれます。ただ、それらの呼称が様々であったため、気功という用語で括《くく》ったのです。ですから、気功とは狭義では、中国で生まれ育まれてきた気の修練方法となるのです。広義には、気の修練方法は全て気功といえるのです。

気功は、調身（正しい姿勢）、調息（正しい呼吸）、調心（正しい心）の三要素（本来的にはこれらに加え、調膳つまり正しい食事が必須）で構成されており、この三要素を備えたものはすべて気功といえるのです。となると、一人一流派、無数の気功が存在することになります。しかし、実際は幾つかの基本の応用変化、組み合わせであるといってもよいのです。人によって人体や気にそれほど相違があるわけではなく、目的や解釈の違いによって気功の種類や流派が存在するに過ぎないのです。

それらを便宜上、分類すると次のようになります。

★硬気功―武術気功
★軟気功―医家気功（医療気功）、道家気功（道教気功）、儒家気功（儒教気功）、仏家気功（仏教気功）、武術気功

武術気功が双方に含まれるのは、その武術の性質によって異なるからです。空手のように石や煉瓦を割り、仰臥して腹の上を車に轢かせても、ビクともしないような強靭な肉体をつくるための気功が硬気功です。

人体の中を流れる気の道筋を経絡といいます。経絡上には、人体と外界をつなぐ窓ともいえる経穴（ツボ）がたくさんあります。経絡も経穴も空想のものではなく、実存します。修練次第では人によっては、見たり感じたりすることができるようになります。

気功の修練で使う経穴は、そのうちの僅かで人体の正中線上にあります。まず、承漿《しょうしょう》ツボ（下唇の下）から身体前面の正中線に沿って下りて会陰《えいん》ツボ（肛門前）に至る通路を任脈《にんみゃく》といいます。長強《ちょうきょう》ツボ（尾體骨）から背骨に沿って兌端《だたん》ツボ（上唇の上）に至る通路を督脈《とくみゃく》といいます。出生後は活動を停止しているといわれる、この二脈に気が巡って回ることを小周天といいます。

小周天を意識的に回すには、任脈、督脈上の主な経穴に意識を集中し、気を増強したところで、次の主な経穴までその気を意識によって移動させるのです。小周天の回る方向は人によって異なります。回りやすい方向、回して心地よい方向があなたの小周天の回る方向です。

小周天を修練していくと、気のエネルギーの次元を転換する場である丹田が活性化されていきます。そして、気のエネルギーは丹田で次元が転換され光の塊となるのです。

この丹田は三つの場所に存在します。額の辺りに光の中心を持つ上丹田《かみたんでん》、胸の中丹田《ちゅうたんでん》、下腹部の下丹田《かたんでん》です。修練を重ねると、下丹田のエネルギーが中丹田を通って上丹田へ上昇します。このとき、エネルギーが通る路筋を中脈《ちゅうみゃく》と呼びます。

ヨガでは、中脈をスシュムナー、このエネルギーの活動をクンダリニーの上昇と呼びます。多くの気功法では、この路筋に自在に気を巡らす状態を大周天といいます。

龍家医療気功においては全身の一二経脈に自在に気を巡らすことを大周天といい、一つひとつの経脈ではなく、全身の一二経脈を一つの流れと化し、経脈のネットワークを構築することにより、他の気功法にはない、独特の龍脈《りゅうみゃく》という概念を具現化することができるのです。そして、この龍脈によって全身の経絡、経穴および細胞が浄化され活性化すると、全身が黄金光あるいは白色光に包まれ、宇宙と一体化した至高感を体験することができるといわれています。多くの宗教者が経験するこの現象は、大周天といっていいでしょう。

経穴は、ヨガではチャクラといいます。チャクラは、サンスクリット語で「輪」を意味します。つまり、光の輪です。これは七つあります。

性器の辺りのムーラダーラ＝会陰、臍下《さいか》の腸の辺りに輝くスワディスターナ＝下丹田・関元《かんげん》・中極《ちゅうきょく》（腰兪《ようゆ》）、と臍《へそ》の中間、太陽神経叢《たいようしんけいそう》にあるマニプラ＝中脘《ちゅうかん》、心臓のアナハタ、喉のヴィシュダ、眉間のアジナ、頭頂のサハスラーラの七つです。

チャクラはバランスよく覚醒、活動することが望ましく、また頭と下腹の上下のチャクラ、隣接するチャクラは影響し合っているために、上中下三丹田（印堂《いんどう》、膻中《だんちゅう》、気海《きかい》）の覚醒、活性化は七チャクラに匹敵するといえます。中国で三丹田が重視されたのは、それゆえです。

チャクラないし丹田は、放射する光であり、点でも面でもなく、定まった形もありません。また、物質に近い粗雑なエネルギーには色や香りがありますが、丹田が放射する超微細な高次元エネルギーは無色無臭です。経絡、経穴の活性化、小周天、大周天、大々周天の達成、クンダリニーの上昇、チャクラの覚醒。これらは調身、調息、調心を備えた気功（ヨガなどを含めた）の修練の積み重ねによって為し遂げられることです。

修練の過程で神通力（超能力）が発現することもありますが、それら一切のものに捕らわれず精進を続ければ、悟り、解脱、涅槃などの言葉で表現される究極の境地に至ることができます。つまり、小周天や大周天などは目的ではなく、究極の境地に至るための通過点なのです。

少し難しいお話になりましたが、まずは心身ともに真の健康を得ることが大切です。短期的な成果を求めず、気長に練功を継続し、あなたの人生をより輝く素晴らしいものにしてください。

第3章――医療気功基礎編

●内なる感覚とは

気功では、「気感」というものがありますが、こうした「身体感覚」というものは、普段は見過ごしていることに気がつき、それを感じるという意味においては「気づき」という言葉で表現される内容のものです。また、この気づきという言葉については、哲学の分野においても身体感覚などに関連して用いられています。この身体感覚には、運動感覚神経回路と内臓神経回路とがあります。

運動感覚神経回路とは体性神経系のことであり、内臓神経回路とは自律神経系のことです。これらの神経回路を介する身体感覚というものは、内面的な身体の気づきに関わるものです。そして、呼吸調整を用いる禅、ヨガ、気功は呼吸法によって身体のより深い部分での気づきを引き起こさせる働きを持っています。

また、そのような呼吸法によって生まれてきた身体の深い部分からの気づきがだんだんと敏感なものに高められていきます。そして、そこに意識やイメージの働きが加えられると、気というものの存在が感じられます。さらに体内での気の流れというものが体感されるようになるのです。

「息をゆっくりと深く、長い時間をかけて吐く」ということを基本にした呼吸法によって、誰もが身体深部への気づきを深めてゆくことが可能なのです。そして、身体の深い部分からの気づきということを一つの契機として、だんだんと気の存在というものに近づくことができるのです。

身体深部での気づきの刺激となるものは、横隔膜の運動、腹筋をはじめとする体の筋肉の収縮と弛緩および、それらの運動により生じる腹腔内の圧力の変化などで、それらが気を知る手がかりになっているのです。

呼吸法を用いて瞑想するヨガ、あるいは禅の究極的な境地というものを表わすとき、禅については『正法眼蔵』という書物の中で、道元禅師という方が「心身脱落し、身体と精神が一体（心身一如）となり、座禅の心身が宇宙と一体となり、宇宙そのものであると悟ることだ」という意味のことをいっています。

ヨガにおいても「解脱によって魂の真の開放を図り、宇宙と融合することが大切」であるとされます。禅でもヨガでも「宇宙」というものが登場します。すなわち、身体の深い部分での気づきという一つの働きを通して、それが宇宙の生命力との一体感として体感されるようになるのです。こうした宇宙との一体感というものは、瞑想と呼吸法によってのみ生まれてくるものではありません。

例えば、武道の達人はそうした宇宙との一体感というこころの状態を体感しています。合気道では「己を宇宙の動きと調和させ、己を宇宙そのものと一致させることにある。合気道の極意を会得したものは、宇宙がその腹中にあり、我は即ち宇宙なのである」といいます。そして、宇宙の生命力といった存在と自らが一体化したときの精神状態として「有り難いという気持ち、生命力の本質としての愛とこだわりのない心の状態、感謝の気持ち」などが示されるのです。

「ああ、有り難い。何か大きな愛を感じる。今、この心の中には何のこだわりもない」、そして「何ともいえない感謝の気持ちが生まれてくる」

これが宇宙の生命力と一体化したときの精神のあり方なのです。そして、人間の身体に存在する気というものは、この宇宙生命エネルギーと通じることができるという捉え方をするのです。ですから、気は宇宙生命エネルギーと通じているものであり、鍛練によって宇宙生命エネルギーは身体を介して、発揮できると考えるのです。

●スポーツと武道

先に中国の気功には、硬気功と軟気功の二種類あるといいました。これも実は宇宙の生命エネルギーと深い関わりがあるとされています。特に硬気功の場合には、気のパワーというものを用いるといわれます。

では、気のパワーとは一体どのようなものなのでしょうか。身体によって発揮されるパワーということであれば、通常は筋肉が発揮するものであるという考えが頭に浮かびます。例えば、スポーツは本質的には筋肉のパワーを発揮するものです。この場合、単純にパワーというものを物理的に捉えると、単位時間あたりになされた仕事量なので、いかに短い時間に大きな仕事ができるかということになります。

ですから、スポーツのトレーニングにおいては「いかに有効にパワーを高められるか」というパワーアップを目的としたトレーニングが最も重要な要素となり、筋肉を鍛え、パワーの発揮能力を高めることが重視されるのです。

つまり、「パワーが大きいものが勝つ」ということがスポーツの真髄であるかのように理解され、近年では、筋力トレーニング用のマシンなどを用いて筋力を鍛えることが不可欠なものとなっています。

このように欧米型のスポーツは筋力を重視したパワー競技であるのに対し、東洋の武道や武術には、筋力を重視するという考え方はあまりありません。中国の伝統武術には、総合的に必要な筋肉や骨を鍛えるための「外功」と、内臓および体内の気を鍛えるための「内功」という二つの鍛練法、つまり練功があります。

また、外功には筋肉を中心とする運動器官および運動をつかさどる体性神経系、内功には脳をはじめとする中枢神経系、内臓の働きをコントロールする自律神経系、すなわち身体の外側部分ばかりが鍛えられるのではなく、身体の芯にあたる部分の鍛練が、適切に行なわれるのです。中国では、内功の備わっていない武術家はまず考えられず、本物の武術家になるためには「内」も「外」も、ともに鍛えなければならないといわれます。

小柄な老人に軽く手を触れられただけで、あるいは手も触れず、人間が瞬間的に弾き飛ばされてしまう。このように人間を瞬時に弾き飛ばすためには、爆発的な力が瞬間的に作用しなければ、到底考えられない現象です。しかし、東洋の武術では単に筋肉パワーの発揮によるという考えではなく、気のパワーであるとされています。そうした気のパワーを功夫《クンフー》と呼びます。

この気のパワーの発揮能力を高めるためには、筋肉をはじめとする肉体的なリラックスおよび、精神的なリラックスが必要とされます。言い換えるならば、完全にリラックスした状態でなければ、このような力を出すことができないのです。

中国では、この肉体的なリラックス状態を「鬆」、そして精神的なリラックス状態を「静」と呼んでいます。全身を完全にリラックスさせることにより、身体の中の内気を自由自在に動かすことができるようになり、足の爪先から手の指先まで、体内のいたるところに気を思うように運ぶことができるようになります。この状態から気を発揮したとき、その度合、あるいは作用が断然違ってくるのです。

●気の存在

気というものを日本人は情緒的なものとして捉えていますが、中国では気は物質であるという捉え方をしています。そして、誰でもこの気を持っていると考えるのです。

身体の中には経絡という気の通り道がある。気は経絡を流れる生体エネルギーであり、物質的な性質も有している。中国では、気は実在するものであり、人によってはそれを感じることや、見ることができるとされます。そして、気の流れが停滞したり、乱れたりすると健康を害し、病気になると考えられています。

また、逆に訓練によっては気を身体の隅々まで運ぶことができる。さらに、気を身体の外側に向かって発することもできます。

中国では、このように気をある種の物質として考え、気を誘導し、それを利用するという発想は、すでに二〇〇〇年以上前からのものであり、気功（導引術）が行なわれていたことは、その時代の墳墓からの出土品によっても明らかにされています。

中国でいう気というものは、整然と共鳴し合って働く場合もあれば、乱れる場合もあるのです。日本では気にエネルギーや物質的な性格を見て取る傾向は少なく、気は人間の精神を示すことが多いようです。

例えば「気が向く」「気疲れする」「気に入らない」などという使われ方をします。ただし、武術の世界においては「殺気」などという言葉で表わされるように、感じ取ることのできる実態として捉えられています。しかし、私たちが普段慣れ親しんでいる気としては電気、磁気、大気といった類のものです。この電気や磁気、大気といったものは「場」であって、その存在は五感では捉えにくいものです。

気は人によっては感覚的に分かる部分もありますが、直接目にすることができないというところが、物質としての気を理解する上で難点となっています。しかし、そのことが逆に気というものに神秘性を感じさせ、多くの人を惹きつける要因ともなっているのです。

「病は気から」というよく知られた諺《ことわざ》がありますが、この場合、気は何か心理的なものとされており、一般的に「体の病気は心理的な原因で起こる」という意味で広く用いられています。体の病気には、起こってくる過程や経過に心理的・社会的な問題が大きな影響を及ぼすということがよく知られています。

ギリシア時代にプラトンは「心の面を忘れて、体の病気を治せるものではない」といっています。近代になって医学が非常な進歩を遂げ、その過程においては心理的な考慮はむしろ邪道とされ排斥されました。しかし、人間は本来、心理的・社会的なものです。近年ではこころと病気の関係を研究し、その結果を多くの病気の診断と治療に活用しようという概念から、心身医学という新たな分野が起こっています。

心身医学とは心身相関、つまりこころと体の関係を対象とした医療のことです。この心身医学が対象としているものに心身症というものがあります。心身症というものは決して特殊な病気ではなく、例えば血圧が高い、頭が痛い、お腹が痛いというように、ほとんどの人が持っている体の症状で示されます。

これらの症状は心理的・社会的な問題、いわゆるストレスが原因となって引き起こされています。また、それらの症状が治らない原因が心理的な問題に関係しており、その点が改善されると、きれいに治ってしまいます。そんな症状のものを心身症というのです。

心身症によく見られる病気としては、循環器系では高血圧、消化器系では胃潰瘍や過敏性腸症候群、呼吸器系では気管支喘息、内分泌代謝系では糖尿病やバセドウ病、神経系では頭痛などが挙げられます。

多くの病気は一つの原因で起こるのではなく、体質的な影響、微生物（病原体）などの感染の影響、また、心理的な影響もあるといった具合に、多因子的に起こります。しかし、一九六〇年代にアメリカで始まった心身医学は、かなり精神分析という概念が強かったようです。

例えば胃潰瘍などは心身症の代表的なものですが、胃潰瘍の人が全員心身症ということではありません。遺伝的な体質、食事の習慣など、主として身体的な問題で胃潰瘍になる人もいます。そのような人たちすべてが心身症であると解釈するのではなく、はっきりした心理的な問題がある人だけが心身症なのです。

心身症というのは決して弱い人がなるのではなく、むしろ頑張っている人が過剰適応して心身症になることが多いのです。適応というのは社会に合わせていくことですが、日本人の場合はたいてい、自分の置かれた社会環境に適合した、よい人になろうとし（適応過剰）、また、それがよいとされています。だから昔は精神的に問題があるというのは、人間として弱く、悪いことのようにいわれていましたが、最近では普通の人が社会に適応しようとし過ぎるあまりに、そこに歪みが生じて心身症を引き起こしてしまうのです。

ここでは、心理的なものを強調しましたが、心因だけを偏重するのではなく、体の状況をきちんと踏まえ、その上で影響している心理的・社会的な因子の本来の役割を正しく把握して、その人を診ていかなければなりません。このような医療方針を全人的（ホリスティック）医療といいますが、病気を診るのではなく、病気を持っている人を診ようというのが心身医学の考え方なのです。

心身症を治すには、休息や運動、入浴も大切ですし、親子問題や夫婦、嫁姑の関係、また近所付き合い、職場での人間関係などを見直すことも大切です。

現在では種々いい薬があり、様々なストレスを起因とする病気も、治りやすくなってきましたが、問題は再発しやすいということです。心身症が再発するときも、やはり心理的・社会的な問題が関与していて、現在ではむしろそちらの方が問題となっています。

ストレスというのは外から力が加わって、歪んだ状態のことをいいます。外からきたストレス作因（ストレッサー）と呼ばれるものなのですが、日本ではストレス作因のことをストレスとして、普通の日本語として使われています。

このストレスというものは、コントロールの方法を覚えてしまえば、かなりの病状が改善されていきます。ストレスのコントロール法の一つとして自律訓練法があります。長い年月の後に禅の境地に到達した人の生理的な状態は、

―手足は暖かく、重たい感じがする
―心臓は静かに打っている
―呼吸は静かに、規則正しく繰り返している
―お腹が暖かく、額は涼しい

つまり、頭の方は涼しく、足の方が暖かいという、いわゆる「頭寒足熱」という状態になっています。これを一つひとつ分解して、まず手足が重たくて暖かいということを練習します。それから呼吸を静かに、規則正しく繰り返すことを練習します。そして、額が涼しいと

いうようなことを練習します。これを座って、ないしは寝る前に一回せいぜい二、三分から始め、慣れたら五～一〇分くらい練習します。手足が重たいという一つのテーマだけで二週間くらいかけて行ないます。これは全部で三か月位かかってしまいますが、こういうことが毎日きちっとできるようになると、不思議なことに風邪を引かなくなります。これは自律神経が調整され、気持ちも調整され、また体全体の諸機能も調整されていくためです。

●こころと感覚

こころの状態（喜怒哀楽）と身体の生理学的状態との間には、密接な関係があります。

例えば、悲しいときには涙があふれ、全身が緊張し脈拍や呼吸数も速まります。嬉しくて有頂天のときや激しい怒りを覚えたときにも、同じように様々な身体的変化が現われます。その神経生理学的な根拠として、顔や表情を認知する神経機構が、脳内で感情に関連する領野のすぐ近くにあることが知られています。

このように身体あるいは内臓の生理的変化を感情の原因とする説に対し、感情の原因となる身体的変化を中枢神経系、特に視床と呼ばれる部位に求める説もあります。つまり、特定の表情や姿勢をとることによって、脳内の視床という部位に対する運動皮質による通常の抑制が解除されます。これが筋肉反射と呼ばれる現象であり、この現象が感情というものに深く関わっているというのです。

こころと身体の関係には多くの学説があります。その中でも特に、今お話した筋肉反射がよく知られています。これは歯で割り箸をくわえ、唇がこの割り箸につかないようにその状態を維持します。この状態は、本人にしてみれば歯を見せている状態、つまり笑顔という状態であることがお分かりいただけると思います。この状態では明らかに心拍数も血圧も、安静時よりも下がることが証明されています。

これに対して唇で箸をくわえると、心拍数や血圧が上昇するのです。この結果を考えると、顔の筋肉から脳幹、視床下部、大脳辺縁系、視床など脳内各部位へのフィードバックの特殊性が、感情の特殊性を決定しているといえるのです。

私たちは普段、喜び、怒り、悲しみなどが示されるべき状況に応じて、顔の表情がまず反射的に変化します。そのとき、顔の筋肉に起こる変化の様子は感情の種類によって異なり、それが視床をはじめとする脳部位に起こる活動の様子の違いとなって、感情の質が区別されるのです。つまり、感情のあり方とは、感情刺激に強く依存するということです。

普段、感情的には「こころの中の感情が先」であり、次にこれが原因で「身体の生理的変化が生じる」というのです。別の見方をすれば、皮膚電位反応などで測定をすることにより、演技など別の理由で表情をつくった場合ですら、生理学的な変化が見られるということです。つまり、身体の動きと感情の間には、神経指令が重要な役割を果たすということです。このことは、本人ですら自覚的にアクセスできない意識下の過程の存在を示唆しています。

これを単純化すると「身体的過程→潜在的過程→自覚的過程」という関係が成り立ちます。これは「暗黙知」という概念です。伝統的な技能、芸能や武道などでしばしばいわれるように、熟練者がある種の技能を実際に行なって見せることはできても、その技能を「客観的に表現しがたい」ということがよくあります。また、ある事柄を知っているという自覚なしに知っているという場合もあります。

このような潜在的、無意識的、無自覚的な技能や知識をまとめて「暗黙知」といいます。

●知っていて、知らない自分

「感知できない無意識的な知覚」については、潜在記憶と明らかに関係があります。潜在記憶の実証的証拠として、霊能力の存在する証拠とされた実験のうち、実は潜在記憶の働きを示唆すると思われるものが意外に多いのです。

「生前の記憶」なども、その典型的なものといえるでしょう。つまり「潜在的な記憶」を持っているにもかかわらず、その知識を持っていることに自ら気づくことなく、また、その知識に意図的、自覚的にアクセスすることができないのです。本人の主観的な知覚体験とは別に、視覚、認知機能をつかさどる神経経路のどこかで正しく処理されているのです。これは、脳神経の情報処理の、ある一般的な構造を反映するものです。

「主観的なこころ」と「客観的なこころ」の関係、あるいは「自覚できるこころ」と「自覚できないこころ」の関係を結ぶ糸口は、「見えない」という言葉で表わすことができます。

この見えない刺激が後の知覚情報処理に影響を与えていること、それが何通りかの「間接的な方法」で示されています。また、知覚過程の測定可能な出力は複数あります。それぞれ異なる神経経路やメカニズムによる、そうした出力は意識レベルで気づき、自覚できるものであったとしても、そこに至るまでの過程は自覚できない場合が多いのです。

本人は刺激に気づいていないのに身体が勝手に反応するという譬えは、しばしば見られます。感覚系と運動系をつなぐ神経経路は一つではなく、いくつかの異なるレベルがあり、そのうちの低いレベルのものは自覚できず、高いレベルのものだけが自覚できるのです。

なぜ、このような込み入った神経経路を持つ必要があるのか。単に物体を認識して適切に行動するための経路であるならば、一つあれば十分なのです。ですが、このような複数の経路が存在したほうがよい生物学的理由がそこにはあるのです。

なぜ、意識的経路と無意識的経路の二つの経路が存在するのか。

環境と自己との関係を捉える感覚、環境の枠組みの中で自己の位置と方向を知覚し、直ちにバランスを保つため反応を起こす。無意識のこころ、つまり潜在意識も原始的な力に支配されているのではなく、自分の現実を熟知しており、向上、治癒を望んでいるのです。

このことは、顕在意識も潜在意識も、本質は変わらないということを現わしています。そして顕在意識と潜在意識との相互作用という、この点こそが私たち人間と、他の動物を分けるもっともはっきりとした違いなのです。

行為能力の前提には、意志能力が必要とされます。人間の行為は素質と環境のみによって決められるとする場合でも、やはり意志の存在が重要なのです。その場合の意志とは、自覚できるものでなくてはなりません。

癒しを個人的な資質と社会環境との相互作用の、必然的結果と見ることが重要な点なのです。つまり、癒しとは施しではなく、いろいろもらった情報で受け手が自分自身で治していくということなのです。気功師に治してもらうのではなく、受け手が自分の病気は自分で治すという意思を示し、顕在意識の中で自覚あるいは認識するということが大切なのです。他者制御ではなく、自己制御（セルフコントロール）なのです。

中医学的な治療というのは全人的（ホリスティック）な、そして自己制御の医療でもあります。中医学とは全人的な治療を目的とした総合医療なのです。

今、病気と健康の中間を指す漢方の用語「未病《みびょう》」に広く関心が集まっています。食事や運動など、生活に根ざした養生の伝統を持つ中医学では、未病の段階から本当の病気に進まないための対応策を重視しています。

未病とは、危険因子を抱えた状態のことをいいます。一見、健康そうな人でも食事の偏り、運動不足、ストレスなどが続くと、血圧やコレステロールが上がり、血糖値に軽い異常がでるなど未病の状態に近づきます。本当の高血圧や糖尿病、心臓病などに進む前に、止めるのが未病医学の役目です。食養生や体質に合わせた、生活に馴染んだ方法で自然治癒力を高めていくのです。

最近よくいわれる生活習慣病も、遺伝的要素を持った人もおり、すべてが本人の責任とばかりはいえません。しかし、病気の進行を抑えるには食事や運動はもちろん、半健康の段階で病気を防ぐための様々な対応が必要です。

●気は龍となり天に昇る

身体内の気が流れる道筋を経脈といい、この経脈の縦と横のつながりを経絡といいます。気功とは、天地の気の出入り口であり、一二経脈の先端と末端でもある手足から気を取り入れ、経脈を通し全身に運ぶことにより全身の気のバランスを調整し、調和を保つことを目的とした健康法です。

この経脈とは、気の集まるポイントつまり経穴《けいけつ》を結んだ線として表されます。気は、この経穴を結んだ一二経脈といわれる線に沿って流れています。そして、全身にくまなく配置された、この一二経脈に自在に気を通すことを大周天といいます。

一般的に医療気功の施術では、この一二経脈を重要視しますが、特に今回ここに学ぶ龍家医療気功の施術においては、この全身の一二経脈に自在に気を巡らすことで、一つひとつの経脈ではなく、全身の一二経脈を一つの流れと化すという、他の気功法にはない独特の「龍《りゅう》脈《みゃく》」という概念を具現化することができるのです。この龍脈という概念を基本に据えた極性反転という施術理論が他の気功法と、龍家医療気功施術法との大きな相違点といえます。

この龍脈によって全身の経絡、経穴および細胞が浄化され活性化すると、全身が黄金光あるいは白色光などで包まれ、宇宙と一体化した至高感を体験することができるのです。自分自身が光と化し、大宇宙と一体になった、この状態を神光昇華という言葉で表わします。

この一二経脈は、手と足の指からそれぞれ六本ずつ始まります。手の指からは肺経、大腸経、心包経、三焦経、心経、小腸経の六経が始まります。

肺経は親指の先から手首、肘、肩、鎖骨の下へと繋がっています。

大腸経は人差し指の先から手首、肘、肩、首、小鼻の横へいき、その逆を通り反対側の人差し指へと繋がっています。

心包経は中指の先から掌、手首、肘の内側、肩、鎖骨、胸へと繋がっています。

三焦経は薬指の先から手の甲、手首、肘の外側、肩、耳の下、耳の後、耳の上、耳の前、眉毛外側の端へと繋がっています。

心経は小指の先から掌、手首、肘の内側、脇の下へと繋がっています。

小腸経は小指の先から小指の外側、手首、肘の外側、肩の後、肩甲骨、首の付け根、下顎、頬骨、耳の前へと繫がっています。

足の指からは腎経、脾経、肝経、胃経、胆経、膀胱経の六経が始まります。

腎経は湧泉、内踝の後、膝の後、恥骨横、胸へと繫がっています。

脾経は親指の先から、内踝、膝の後、鼠径部、股関節前、胸の外側、脇の下へと繫がっています。

肝経は人差し指から足の甲、ふくらはぎの内側、鼠径部、脇腹、胸の下へと繫がっています。

胃経は中指の先から足の甲、脛、膝、鼠径部、脇腹、腹、胸の下、鎖骨の下、鎖骨外側、鎖骨内側、喉仏横、下顎に至り、そしてここから二本に別れ、一方は耳の下、頬骨と耳の間から毛の生《は》え際へと繫がっています。他方は、下顎から口の横、目の下へと繫がっています。

胆経は薬指の先から足の甲、外踝前、ふくらはぎ外側、膝外側、腰骨、脇腹、胸の下、脇の下、肩、後頭部、頭頂横、眉毛の上で折り返し、頭頂横から耳の後へ回り込み、再び折り返し、耳の上、毛の生え際からこめかみ、耳の前に至り目尻へと繫がっています。

膀胱経は小指の先から外踝、ふくらはぎ、膝の後、お尻の下に至り、そしてここから二本に別れ、一方は尾體骨から脊椎の横を上行し天柱（毛の生え際）へと繫がっています。他方は、仙骨から肩甲骨の内側を通る線を上行し、天柱（毛の生え際）にて先に分かれた経脈と合流し、後頭部から頭頂部を上行し、額を通り眉毛の内側を経て目頭へと繫がっています。そして、これらの経脈は横に走る絡というものによって繫がれています。

　これが経絡と呼ばれる人体に備わった、気というエネルギーのネットワークなのです。

●経絡

　経絡は、全身の経気と営血を運行し、臓器と四股をつなぎ、人体の上下内外に通じ、人体の生理機能の統一をつかさどります。その主なものに十二正経《じゅうにせいけい》と奇経八脈《きけいはちみゃく》があります。

　龍家医療気功は、この経脈を理論的根拠に据えています。龍家医療気功の施術では経絡に対し、内気運行を行ないます。まず初めに、小周天として内気を任脈と督脈に運行させ、次の大周天では、前述の任脈と督脈の内気運行を基礎とし、さらに他の六本の奇経および一二本の正経に対し内気の運行を行います。

　気功病ともいわれる「偏差」は、経穴あるいは経脈に対する「意守《いしゅ》」があまりにも強すぎるために引き起こされる顕著な反応です。特に、施術者にとってはとても重要なことなので、しっかりと認識してください。

　施術時には特定の部位あるいは特定の経脈を意守、または意識することがないように注意してください。意守や意識するということはすなわち、意念によって強く働きかけるということになり、かえって気の乱れを助長する結果になります。施術に際しては、全体の調和を念頭に置き、実施してください。

ここで重要な点は、経絡は一つずつ単独で存在するのではないということ。一つの終着点は次の始発点であり、最終的にはすべての経絡がリンクし、ネットワークができあがっているということです。

この認識があるか、なしかで施術の効果が違います。

第4章——医療気功施術手技

経脈励起精華発励法施術では極性反転《きょくせいはんてん》、つまり大極（大極・この大を用いるときは、宇宙を意味し、太極・この太を用いるときは、人を意味する）としての陰陽の混合転換によりエネルギーの形態を安定化し、負のエネルギーを昇華するという操作が行なわれます。

この理論は陰陽の双極が対になり、身体の中心である中脈を軸として、螺旋状に回転しながら上行することにより生じる「極性反転」により、極性の空孔に対極の気を取り込んで安定な基極体（基本的な大極の形体）を形成する機能を持つことに由来します。

この極性空孔のもっとも重要な性質は、極性空孔に適合した性質を持つ基極（その人のうちに存在する、本質的な性質を示す陰陽双極）を選択的に取り込んで基極体を形成し、非極性のもの（その人に対して悪影響を及ぼすもの、負のエネルギー・邪気など）を遊離体として不活性化し、除去するというものです。

実際には、施術者の意志により導かれた極性反転により、身体の中心に沿った螺旋・回転運動、陰陽双極のエネルギーの流れが生じます。このとき生じるエネルギーの流れにより、極性空孔への対極の気の相間移動という有機的な反応が起こり、安定な基極体が形成され、かつ分離された非極性のものを能動輸送し、昇華するという原理なのです。

●施術時の確認および注意事項

①リラックスできる環境を整える。
＊部屋の温度は適正か、騒音はないか、日差しは強くないか、横になっていて、体が痛くないかなどを確認する。
②受け手の姿勢は頭を北、足を南の方に向け横たわる。
③または、頭を明かりが入ってくる窓の方に向け横たわる。
＊右記内容は、状況に合ったものを選択する。複数選択可。
④夏のエアコンや扇風機。冬のファンヒーターなど、人工的な風は避ける。

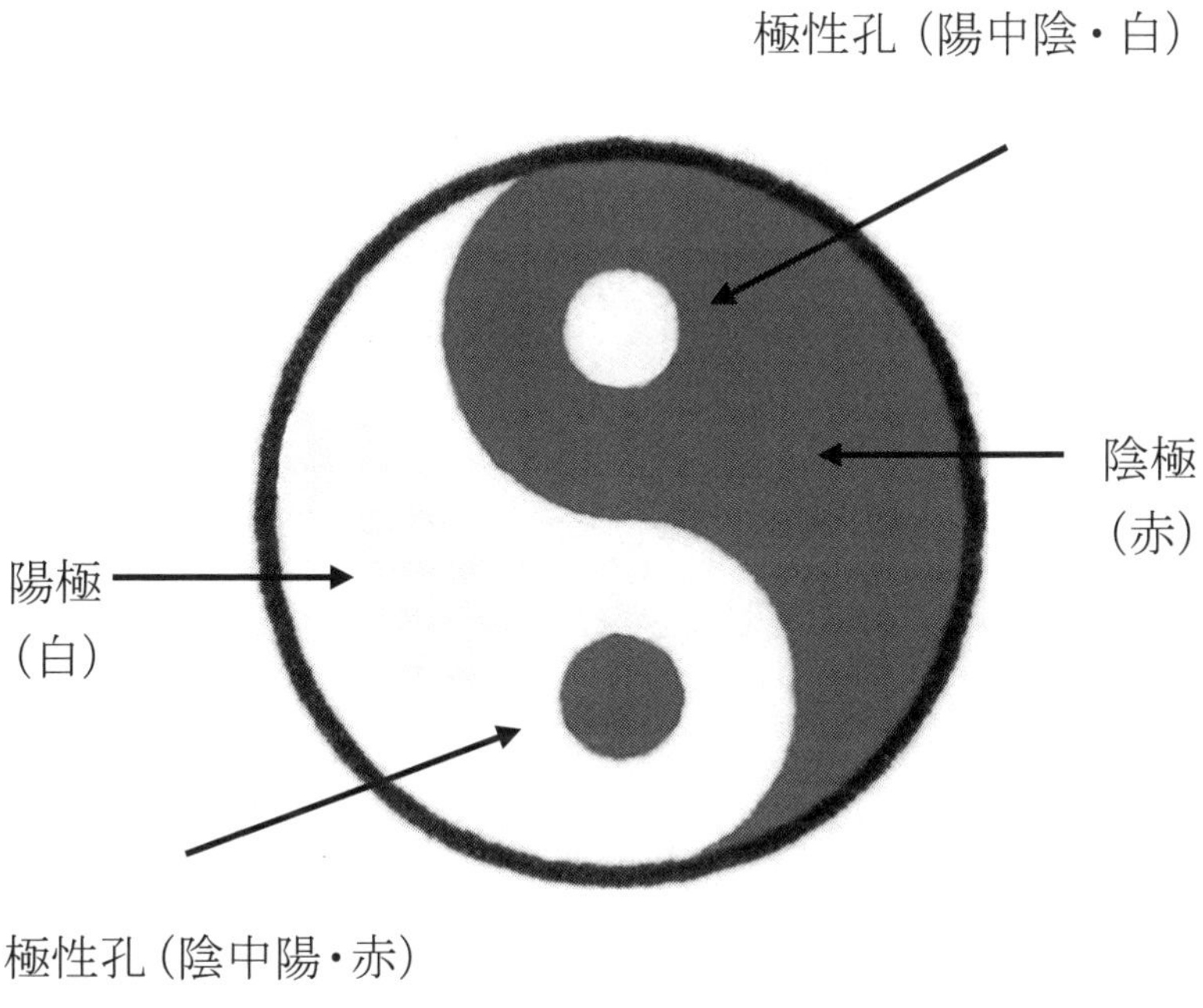
極性孔（陽中陰・白）
陰極
（赤）
陽極
（白）
極性孔（陰中陽・赤）

図15　大極基極体

1　施術法一　掌龍乾坤《しょうりゅうけんこん》（扣開功《くかいこう》）

＊乾、坤はそれぞれ陰、陽の意味。気の生命呼吸。

●施術準備

①受け手はうつ伏せになり、頚椎から仙骨までの脊椎を真っ直ぐになるようにする。
＊胸の下にクッションなどを置くと楽に施術を受けられる。
②正座、あぐらなど無理なく座れるように受け手の側方に空間を確保する。
③受け手は額と床の間に右手を差し入れ、掌を額に付ける。
次に右手と床の間に左手を差し入れ、左掌を右手の甲に当てる。
＊女性は手を逆にする。

●動作と手順

①逆手の掌を軽く丸め、受け手の延髄の上に軽く乗せ保持し、循手の掌を軽く丸め、受け手の尾體骨の上に軽く乗せ保持する。

＊筋肉疲れが起きないように逆手、循手の角度や肩の力などに注意する。

＊体勢が悪いと、微細な変化を捉えることができない。

＊掌の下に空間をつくり、掌の周辺部のみを軽く密着させ、圧力は加えない。

＊施術は、両掌を均等に意識できるように実施する。

②施術時間は一五～二〇分くらい。

＊自発動功あるいは身体に変化が認められた場合には、中断してもよい。

●内気の循行

①天から意識で丹田まで導いた気を膻中、肩、循手および逆手へと誘導する。

②循手へと誘導した気を受け手の尾體骨へと誘導する。同時に、逆手へと誘導した気を受け手の延髄へと誘導する。

③循手より出た気は尾體骨より入り脊髄を上行し、延髄から逆手労宮に至る。

④逆手より出た気は延髄より入り脊髄を下行し、尾骶骨から循手労宮に至る。

⑤気は二つの流れによって全身を巡り、その流れを必要とする方向に自然に導かれ、経脈の内に気脈を整える。

2　施術法二　扣開龍門《くけりゅうもん》（扣開功《くかいこう》）

この施術法は頭部、胸部、腹部および下肢の四個所について行なう。一連の流れの中に龍《りゅう》気通天《きつうてん》、龍気調神《りゅうきちょうしん》、鯉魚登龍《りごとうりゅう》という施術法が含まれる。

●ポジション

①掌を軽く丸め、左右の掌を施術ポイントの上に軽く乗せ保持する。

＊掌は密着させない（重要）。

●意念（内気の循行）

気はその流れを必要とする方向に自然と導かれ、経脈のうちに気脈を整える。施術者より出た気は施術者と受け手の間で、内気運行による気の循行（小周天から大周天へと移行する）が起こる。

①天から意識で丹田まで導いた気を膻中、肩、循手および逆手へと誘導する。

●動作と手順

①施術者は受け手の頭部側方に座し、逆手を頭頂に、循手を額に置く。

＊循手は、親指を毛の生え際に、小指が眉にかかるように調整する。

②施術者は受け手の頭部上方に座し、逆手と循手を顔の上に置く。

③施術者は逆手と循手を受け手の側頭部に置き、両掌で頭部を包み込むようにする。

＊掌の手首側の端を毛の生え際に、指先が頬にかかるように調整する。

④施術者は手を受け手の後頭部の下に差し入れ、両掌で後頭部を包み込むようにする。

＊掌の手首側の端を合わせ頭頂部に、指先が耳の上にかかるように調整する。

＊掌の手首側の端を後頂《ごちょう》ツボ（百会直下）に、指先が延髄にかかるように調整する。

⑤施術者は受け手の胸部側方に座し、逆手を華蓋《かがい》ツボ（胸腺）に、循手を鳩尾《きゅうび》ツボ（みぞ

おち）に置く。

＊受け手が女性の場合は、中指を立てツボに置く。

⑥循手を下丹田に、逆手を鳩尾《きゅうび》ツボ（みぞおち）に置く。

＊逆手の小指がみぞおちの下、循手の親指がへそ下にかかるように調整する。

＊人体の乳首から上を上焦、乳首とへその間を中焦、へそから下を下焦という。

ここでは、上、中、下、三焦の経脈調整を行なう。

⑦逆手と循手を腰骨に置き、両掌で腰部を包み込むようにする。

＊特別問題がある場合には、膝についても施術を行う。

3　施術法三　龍気通天《りゅうきつうてん》、龍気調神《りゅうきちょうしん》、鯉魚登龍《りごとうりゅう》（大極功《たいきょくこう》）

●ポジション

①施術者の両膝を受け手の湧泉の下に軽く添え、正座または胡床《あぐら》で無理なく座れるように空間を確保する。

＊筋肉疲れが起きないように向きを調整する。手の角度や肩の力などに注意する。

＊体勢が悪いと、繊細な変化を捉えることができない。

②施術者の両掌をそれぞれ受け手の足の甲の上に軽く乗せ保持する。

＊掌を密着させる（重要）。

●意念（内気の循行）

気はその流れを必要とする方向に自然と導かれ、経脈のうちに気脈を整える。施術者より出た気は施術者と受け手の間で内気運行による気の循行（小周天から大周天へと移行する）が起こる。

①天から意識で丹田まで導いた気を膻中、肩、循手および逆手へと誘導する。

●動作と手順

①受け手の足元に座し、両膝を受け手の湧泉の下に軽く添える。

②両掌（労宮）を受け手の足の甲に軽く乗せ保持する。

③親指が内踝の下、中指と薬指が外踝の下にかかるように調整する。

●龍気通天《りゅうきつうてん》（大極功《たいきょくこう》）

①天から意識で丹田まで導いた気を膻中、両肩、足の甲に当てた両掌へと誘導する。
②両掌へと誘導した気を受け手の足の甲、下肢前面、腹部、胸部を経て百会へと誘導する。
③百会へと誘導した気を背部、腰部、下肢後面を下行させ、湧泉へと誘導する。
④湧泉へと誘導した気を湧泉に当てた膝で受け、丹田、膻中、両肩、足の甲に当てた両掌へと誘導する。

●龍気調神《りゅうきちょうしん》（大極功《たいきょくこう》）

①天から意識で丹田まで導いた気を膻中、両肩、内踝の下に当てた親指へと誘導する。
②親指へと誘導した気を受け手の内踝、下肢内側、腹部、体外側、百会へと誘導する。
③百会へと誘導した気を体外側、下肢外側を下行させ、外踝へと誘導する。
④外踝へと誘導した気を外踝の下に当てた中指と薬指で受け、外踝側の肩、大椎へと誘導する。
⑤大椎へと誘導した気を対極側の肩、対極側の手、対極側の親指を経て、受け手の対極側の内踝へと誘導する。

●鯉魚登龍《りぎょとうりゅう》（大極功《たいきょくこう》）

①天から意識で丹田まで導いた気を両膝へと誘導する。

②膝へと誘導した気を受け手の湧泉、下肢、腹部、胸部、頭部と上行させ、百会を経て龍門（第八チャクラ）より天へと誘導する。

＊気脈は螺旋状に中脈を上行する。

おわりに

この段階まで学ばれてこられた方々は、すでにこころ（精神）と身体（物質）を別々のものとして取り扱うことはできないということ。また、気という生命エネルギーは意識（意念）と密接に関係しているものであり、こころ（精神）や身体（物質）に作用するときには、意志（無意識）によってコントロールされている。そして、このある種、特定の生命エネルギーは、気功師やヒーラーなどと呼ばれる送り手のこころの表現方法であることに気づいていると思います。

つまり、気とは私たちの脳が持つ高次の精神機能の一つではあるが、正しい方法によって学べば、修練によって身につけることが十分に可能なのです。

はじめに「意念とは、イメージを正しく用いること」とお伝えしました。一般的に気功について科学的分析を行なう際に、気功師と受け手の変化を捉える方法として脳波の測定が行なわれます。このとき気功師の脳波に起こる変化は高い集中力の下で明確なイメージを思い描いているときの波形に似ているといわれます。またこれらの実験ではα波が比較されます。

このα波とはリラックスした状態で発生するということが知られています。このとき、一般には主に後頭葉に発生するのに対し、気功師では側頭葉から前頭葉へと順次発生していきます。この現象は脳の一部で高次の精神機能が働き始めると、その部分よりα波が発生し、そのα波が脳全体に広がっていく。あるいは前頭葉で共鳴反応が起こり、α波が発生し、脳全体が同歩（シンクロナイズ）されるのだと思われます。

　施術者によって起こりうるヒーリングの結果が違うという事実、どうしてそのようなことが起こるのでしょうか。正しいイメージで施術を行なっているという段階では、まだ顕在意識のレベルです。

「施術する」という呪縛からこころを開放し、リラックスして事に臨むことができれば、潜在意識のレベルに到達できるのです。これには、先ほどお話した脳の後頭葉と前頭葉の同歩だけではなく、左脳と右脳の同歩ということも、重要なファクターとなります。神秘の臓器といわれる脳を統一し、同歩するということは即ち「小宇宙である私たち」が、「大宇宙創造源初の波動である老祖」と同歩するということなのです。そして、それはまた「小宇宙である受け手」と同歩するということでもあるのです。

　私たち人間の存在を肉体というものに求めるのではなく、衛気あるいはオーラと呼ばれるものであるという考えに立つならば、自発動功というものは受け手のうちで励起され、活性化された内気の運行が顕在化したもので、無意識あるいは半意識的な随意筋運動なのです。

そして、自発動功はこころの緊張を和らげるとともに、身体局部の硬直や虚脱の状態を刺激し、自然治癒力を高めるのです。

私たちが普段、自己として確認しているこの肉体は、衛気あるいはオーラと呼ばれる母胎に懐《いだ》かれた胎児のような存在なのです。即ち、自発動功というものは私たちが自然へと回帰するための胎動なのです。胎動とは比喩的に、新しい物事が旧来のものを突き破って生じようとする動き、あるいは内部の動きが、表面にすこし現われてくることを指します。

また、同音異義語として帯同という言葉がありますが、これは一緒に連れてゆく、同行するという意味です。まさに衛気あるいはオーラが小宇宙である人間と、大宇宙である天の同歩を表わすものなのです。ここに、皆さんの右脳を活性化し左脳と同歩、脳全体の統合統一を推し進めるため、最後に私たちの行為についてお話しましょう。

私たちは施術の「実践的な側面」およびそれを支える「理論的な側面」が、この講座を通し明らかにされること。また、実践と理論を対照しつつ技法を検証すること。この二点を満たすことが講座を受講される皆さんが、一流のヒーラーとして活躍されるためには、必要であると考えています。そして、一番大切なことは皆さんが実践を通し理論だけでは得られない貴重な「学び」と「気づき」が与えられることも知っています。

最後になりましたが、皆さんにとってこの経験が新たな世界への扉を開く一歩となることを信じ、またともに同じ学びの道を歩まれることを歓迎するとともに感謝いたします。

付——龍家漓功講座概要
施術効果の計算・測定表

龍家満功講座１——気功整体師養成

【理論】

①波動・気・生命の関連について解説

②経脈励起精華《けいみゃくれいきせいか》・心伝循経発励法《しんでんじゅんけいはつれいほう》の解説

③養生功および按摩功の解説

④エネルギーバランスの所見法の解説

⑤シンプルでシステム化された施術法の解説

⑥瞑想法および手印１の解説

【実践】

①経脈励起精華・心伝循経発励法の実践

②養生功および按摩功の実践

③エネルギーバランスの所見法の実践

④施術法—如龍捧玉《じょりゅうほうぎょく》の実践

施術法—醒龍蠢動《せいりゅうしゅんどう》の実践

⑤瞑想法および手印１の実践

龍家漓功講座2――医学気功師養成

【理論】

①経脈と龍脈《りゅうみゃく》の成り立ちについて解説

②経脈励起精華《けいみゃくれいきせいか》・神光昇華発励法《しんこうしょうかはつれいほう》の解説

③養生功および按摩功の解説

④エネルギーバランスの所見法の解説

⑤シンプルでシステム化された施術法の解説

⑥瞑想法および手印2の解説

【実践】

①経脈励起精華・神光昇華発励法の実践

②養生功および按摩功の実践

③エネルギーバランスの所見法の実践

④施術法―掌龍乾坤《しょうりゅうけんこん》の実践

施術法―扣開龍門《くけりゅうもん》の実践

施術法―龍気通天《りゅうきつうてん》の実践

施術法―龍気調神《りゅうきちょうしん》の実践

施術法―鯉魚登龍《りごとうりゅう》の実践

⑤瞑想法および手印2の実践

龍家漓功講座3——医学気功指導師養成

【理論】

①気功と生命場の関係を解説
②エネルギーバランスの所見法の解説
③経脈《けいみゃく》励起《れいき》精華《せいか》・通身《つうしん》鬆静《そうせい》発励法《はつれいほう》の解説
④現世所見法「あらわれ」の解説
⑤シンプルでシステム化された施術法の解説
⑥瞑想法および手印2の解説

【実践】

①エネルギーバランスの所見法の実践
②経脈励起精華・通身鬆静発励法の実践
③現世所見法「あらわれ」の実践
④施術法—直搗龍門《ちょくとうりゅうもん》の実践
　施術法—龍気通天《りゅうきつうてん》の実践
　施術法—龍気調神《りゅうきちょうしん》の実践
　施術法—鯉魚登龍《りごとうりゅう》の実践
⑤瞑想法および手印2の実践

龍家漓功講座4――医学気功療法師養成

【理論】
①生命場と宇宙のエネルギー場との関係を解説
②エネルギーバランスの所見法の解説
③経脈励起精華《けいみゃくれいきせいか》・四宝開華発励法《しほうかいかはつれいほう》の解説
④マントラ（宇宙創造源初の波動）の解説
④シンボル（大調和）の解説
⑥同歩（シンクロ）：神人合一法の解説
⑦手印3の解説
⑧同歩（アチューンメント・個人）の解説
　同歩（アチューンメント・団体）の解説

【実践】
①エネルギーバランスの所見法の実践
②経脈励起精華・四宝開華発励法の実践
③マントラ（宇宙創造源初の波動）の実践
④シンボル（大調和）の実践
⑤同歩（シンクロ）：神人合一法の実践
⑥手印3の実践
⑦同歩（アチューンメント）：赤龍攪海《せきりゅうかくかい》の実践
　同歩（アチューンメント）：飛龍開合《ひりゅうかいごう》の実践
　同歩（アチューンメント）：龍気和合《りゅうきわごう》の実践

龍家漓功講座5——医学気功療術師養成

【理論】

①治療にみる西洋医学と中医学の違いについて解説
②エネルギーバランス（偏差）の所見法1の解説
　エネルギーバランス（偏差）の所見法2の解説
③経脈励起精華《けいみゃくれいきせいか》・龍戯智泉発励法《りゅうぎちせんはつれいほう》の解説
④シンプルでシステム化された施術法の解説
⑤気功偏差の矯正法（自身）の解説
　気功偏差の矯正法（他者）の解説
　経穴（チャクラ）の矯正法（他者）の解説
⑥同歩（アチューンメント）の解説
⑦高次元の存在との同歩（シンクロ）の解説

【実践】

①偏差所見法1：智蓋天地《ちがいてんち》の実践
　偏差所見法2：智蓋天地の実践
②経脈励起精華・龍戯智泉発励法の実践
③施術法：幼龍生誕《ようりゅうせいたん》の実践
　施術法：爽遊天地《そうゆうてんち》の実践
　施術法：巨龍騰飛《きょりゅうとうひ》の実践
④偏差（自己）の矯正法：龍戯智泉の実践
　偏差（他者）の矯正法：龍戯智泉の実践
　偏差（経穴）の矯正法：如龍巻風《じょりゅうかんぷう》の実践
⑤同歩（アチューンメント）：無極双修《むきょくそうしゅう》の実践
⑥高次元の存在との同歩（シンクロ）：龍伝聖言《りゅうでんせいげん》の実践

龍家漓功講座6――気功律師養成

「律師」とは、西洋医学的な立場から見れば「カウンセラー」という表現になる。龍家医療気功の目指す、心と身体のバランス。心と身体をひとつのものと認識し、トータルヒーリングを施す。即ち、ホリスティック・ヒーリングの総仕上げとなる。

この施術は、こころのトラウマを解消するテクニックである。

【理論】

①気功と生命場の関係を解説
②トラウマ・エネルギーバランスの解説
③経脈励起精華《けいみゃくれいきせいか》・小龍 昇天発励施術法《しょうりゅうしょうてんはつれいせじゅつほう》の解説
④気貫双龍《きかんそうりゅう》（振動功）の解説
⑤龍気円遊《りゅうきえんゆう》（扣開功）の解説
⑥小龍 昇天《しょうりゅうしょうてん》（陽の印・動の印）の解説

【実践】

①医療気功施術手技
②気貫双龍（振動功）の実践
③龍気円遊（扣開功）の実践
④小龍昇天（陽の印・動の印）の実践

●施術効果のチェックと測定表

1　施術効果のチェックは以下に定める計算式で求める。

$$\frac{\text{施術前の左右差}-\text{施術後の左右差}}{\text{施術前の左右差}}\times 100=\text{評価点}$$

例　施術前、体の正中線より踵までの間隔が右足側が20センチ、左足側が35センチと確認。施術後、体の正中線より踵までの間隔が右足側が20センチ、左足側がそれぞれ24センチ、25センチ、26センチと確認された場合。

$$\frac{15-4}{15}\times 100=73\text{パーセント}\quad \frac{15-5}{15}\times 100=66\text{パーセント}$$

$$\frac{15-6}{15}\times 100=60\text{パーセント}$$

＊　上記計算式において、小数点以下の数字はすべて切り上げて計算する。

2　施術後の測定

右足側	左足側	左右差
施術前　　センチ	センチ	センチ
施術後　　センチ	センチ	センチ

$$\frac{(\quad)-(\quad)}{(\quad)}\times 100=\text{改善率}$$

青柳岳揚（あおやぎ　がくよう）

1958年生まれ。龍家医療気功普及協会代表・手掌療法専門家認定協会代表

1979年1月、道家龍家滴功派に入門し、研鑽の日々を送りつつ人類の健康文化に貢献するべく、医療気功を練磨・実践する中で、実は自分自身が一番、癒されていることに気づき、「癒すことは、癒されること」をモットーに後進の指導・育成にあたり現在に至る。

1997年5月、中華人民共和国・陝西省西安市・中国国際医学気功学院（大学）より、気功師としての認定書を授与される。

1998年4月、コスモブライト（http://www.cosmobright.com/index.html）にて中国数千年の英知ともいわれる健康づくりのノウハウ、いわば秘伝を万人に公開するという基本理念にのっとり、龍家医療気功（龍家滴功レベル1）の講座を初公開。一般的に、気功とはかなりの熟練度が求められる。ましてや、施術などは特別な訓練と才能の賜物と考える人も多い中、実際は短時間のレクチャーで癒しの技術、つまりノウハウを伝授し、好評を得る。その後、受講者よりの要望に応え、龍家医療気功（レベル6まで）の上級講座を順次公開し、気功界のみならず、ヒーリングの世界に新風を吹き込む。現在は、その手技を紹介するとともに講座参加者はもとより、その家族の健康管理を自力健康法にて実践するための普及活動を展開中。

2003年7月、サトルエネルギー学会（http://www.subtle-eng.com/getsuji/03-07-15.html）サトルエネルギー応用実例・月次セミナーにて講演。その後も講演会、交流会の実施により、その普及に取り組み現在に至る。

2004年6月、コスモブライトにて龍家医療気功（レベル6）の講座を終了。

2008年10月、製薬メーカーの研究所に研究員として務め、人類の健康文化に貢献する一方、もう一つの医療現場ともいえる癒しの場において気功師として活動する傍ら、後進の指導、育成にあたり、自らも多くの癒しの実践者に師事し、練磨・実践する中で、人生の転機を迎え、第一線での活動に専念するため、研究職一筋、勤続30年の第一三共株式会社を退職し、現在に至る。

※「龍家医療気功」は2009年1月31日付で特許庁にて正式に商標登録されています。
〈商標登録第5200219号〉

癒しのちから　秘伝 龍家医療気功　基礎編

2009年4月29日　第1刷発行

著　者　青　柳　岳　揚
発行人　浜　　　正　史
発行所　株式会社　元就《げんしゅう》出版社
〒171-0022 東京都豊島区南池袋4-20-9
サンロードビル2F・B
電話　03-3986-7736 FAX 03-3987-2580
振替　00120-3-31078

印刷所　中央精版印刷株式会社

※乱丁本・落丁本はお取り替えいたします。

ISBN978-4-86106-175-2　C0077